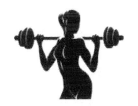 

GAP 5.1 es un plan elaborado para que alcances el físico estético que deseas, especialmente enfocado en aquellas partes que más te preocupan como mujer: los glúteos, las piernas y el abdomen. A la par, alcanzarás un estado de forma que te hará sentirte mucho mejor, fuerte, decidida, sana por dentro y por fuera.

En primer lugar te vamos a enseñar a conocer tus glúteos, piernas y abdomen. Aprenderás cómo funcionan, anatomía, sus funciones y cómo trabajarlos en función de los objetivos que te hayas marcado. Tanto si quieres aumentar de tamaño tus glúteos o perder grasa de los mismos a la par que los moldeas, reducir grasa abdominal o conseguir marcar la deseada tableta, aumentar de volumen tus piernas o reducir su tamaño dándoles una forma esbelta; todo ello sin olvidar darle esa ansiada estética a tus brazos, hombros y espalda.

En segundo lugar te mostramos una serie de rutinas explicadas al detalle, con indicación de cómo realizar cada ejercicio, series y repeticiones, tiempos de descanso e ilustraciones sobre cómo hacer cada ejercicio. Rutinas que dividimos en tres niveles: principiante, medio y avanzado.

En tercer lugar y finalmente te presentamos una completísima guía de nutrición donde te enseñaremos los aspectos más importantes de la nutrición para que tú misma seas capaz de fabricarte la dieta que te permita alcanzar tus objetivos. Te mostraremos qué comer si tu deseo es ganar músculo y aumentar tus glúteos y también qué comer para perder grasa, mostrándote dietas elaboradas para ello.

Antes de pasar al fondo del plan (rutinas y nutrición) lee bien la guía del plan donde se marcan las pautas que van a regir todo el plan y donde vas a aprender a fijar tu objetivo.

Ha llegado el momento de empezar a trabajar ese cambio que tanto deseas. Ha llegado el momento, con disciplina, energía y mucha ilusión, de conseguir alcanzar tu meta. ¡Vamos!

Síguenos en nuestras redes sociales, donde continuamente actualizamos contenido:

 @deporte5punto1   ¿Antídoto? Deporte 5.1

 deporte5punto1   deporte5punto1.weebly.com

ÍNDICE

- Guía del Plan GAP 5.1 — Págs 1 – 2
- Anatomía Glúteos, abdomen y piernas: cómo funcionan. — Págs 3 – 12
  Aprende a trabajarlos según tus objetivos.
  - Glúteos — Págs 3 – 6
  - Piernas — Págs 6 – 11
  - Abdomen — Págs 11 – 13
- Guía sobre las rutinas — Págs 14 – 16
- Rutinas — Págs 17 – 136
  - Nivel iniciación — Págs 17 – 30
  - Nivel medio — Págs 31 – 77
    - Para hacer en casa — Págs 34 – 55
    - Para hacer en el gimnasio — Págs 56 – 77
  - Nivel avanzado — Págs 78 – 136
    - Para hacer en casa — Págs 80 – 107
    - Para hacer en el gimnasio — Págs 108 – 136
- Nutrición — Págs 137 – 205
  - 10 reglas básicas de la nutrición deportiva. Errores a evitar — Págs 138 – 142
  - Nociones generales: vitaminas, minerales, hidratación — Págs 143 – 151
  - Conceptos básicos: hidratos de carbono, proteínas, grasas — Págs 152 – 158
  - Las calorías: lo que debes saber — Págs 159 – 161
  - Los alimentos más deportivos y los que debes evitar — Págs 162 – 167
  - La "comida trampa" de los deportistas — Págs 168 – 169
  - Qué comer antes, durante y después de los entrenamientos — Págs 170 – 172
  - Perder Peso. Guia y dietas — Págs 173 – 187
  - Ganar músculo. Guía y dietas — Págs 188 – 200
  - Suplementación deportiva — Págs 201 – 205

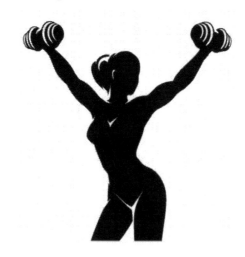

Guía GAP 5.1

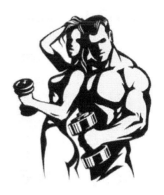

En primer lugar te aconsejamos que no empieces con las rutinas hasta que no hayas elaborado tu plan de comidas. La nutrición es una parte esencial en cualquier plan de entrenamiento que quiera tener éxito. Así que ve a la parte de nutrición y comienza a preparar esta parte fundamental del plan: tu nutrición.

Una vez hecha tu planificación de la nutrición, es hora de empezar las rutinas. Antes, te recomendamos que leas detenidamente la parte dedicada a la anatomía de los glúteos, abdomen y piernas: cómo funcionan y cómo trabajarlos según los objetivos que te hayas marcado.

Esto te ayudará a comprender el por qué se han diseñado las rutinas de la forma en que se presentan. Además te servirá para que tú misma, en función de tu nivel y de tus progresos, puedas hacer los cambios que consideres necesarios a las rutinas presentadas.

Las rutinas, como te explicaremos a continuación, se dividen en tres partes: rutinas para un nivel principiante, nivel medio y rutinas para un nivel más avanzado. Según tu nivel, podrás ir haciendo unas u otras rutinas, incluso, conforme vas progresando, mezclar ejercicios de unas y otras. Por ello es importante que dediques un tiempo al apartado sobre cómo funcionan y cómo trabajar los glúteos, abdomen y piernas.

Recuerda que lo importante no es la cantidad de peso que puedes levantar. Lo más importante para que los ejercicios y las rutinas tengan efecto es ejecutarlos con la técnica correcta. Por eso aparte de las imágenes de cada ejercicio, en cada rutina te explicamos cómo se realiza cada ejercicio.

Márcate objetivos realistas. Es decir, no pretendas alcanzar el cuerpo de las estrellas fitness o de tus ídolos del culturismo. Si por ejemplo eres de complexión delgada, no pretendas alcanzar el físico de un campeón del mr olimpia. Mira las tablas que te ponemos.

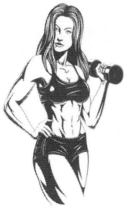

¿Qué objetivos puedes marcarte si eres una persona que tienes una vida normal y no te dedicas al mundo del fitness de forma profesional? Por ejemplo, si eres hombre, un objetivo realista es llegar al 10-15% de grasa corporal y a un porcentaje "elevado" de musculatura. Si eres mujer llegar al 15-20% de grasa corporal y a un porcentaje "elevado" de musculatura es un objetivo alcanzable y realista.

A la hora de fijar tus objetivos, ten en cuenta desde donde partes. Si al comienzo del plan tu porcentaje de grasa corporal es del 25%, un 20% es un buen objetivo. En 4-5 meses subir un 3/4% de músculo y bajar un 5% de grasa es un éxito alcanzable.

MUJER	DATOS EN PORCENTAJE				
Edad	Excelente	Buena	Normal	Sobrepeso	Obesidad
≤ 19	17.0	17.1-22.0	22.1-27.0	27.1-32.0	≥ 32.1
20 - 29	18.0	18.1-23.0	23.1-28.0	28.1-33.0	≥ 33.1
30 - 39	19.0	19.1-24.0	24.1-29.0	29.1-34.0	≥ 34.1
40 - 49	20.0	20.1-25.0	25.1-30.0	30.1-35.0	≥ 35.1
≥ 50	21.0	21.1-26.0	26.1-31.0	31.1-36.0	≥ 36.1

HOMBRE	DATOS EN PORCENTAJE				
Edad	Excelente	Buena	Normal	Sobrepeso	Obesidad
≤ 19	12.0	12.1-17.0	17.1-22.0	22.1-27.0	≥ 27.1
20 - 29	13.0	13.1-18.0	18.1-23.0	23.1-28.0	≥ 28.1
30 - 39	14.0	14.1-19.0	19.1-24.0	24.1-29.0	≥ 29.1
40 - 49	15.0	15.1-20.0	20.1-25.0	25.1-30.0	≥ 30.1
≥ 50	16.0	16.1-21.0	21.1-26.0	26.1-31.0	≥ 31.1

Con el tiempo, podrás ponerte más objetivos. Es decir, no pretendas marcarte un primer objetivo de alcanzar un 15% de grasa corporal, por ejemplo, si de partida tu porcentaje graso es del 26-28%. Ponte como meta, en una primera etapa de varios meses, reducir un 5-6% tu porcentaje de grasa corporal. Después, perfecciona los entrenamientos, cambia las rutinas tomando como base este plan, incrementa el cardio, afina aún más la nutrición y ve a por otro 5-6% de reducción.

Los cuerpos de esas modelos fitness que ves por las redes sociales no se han conseguido en unos cuantos meses. En muchos casos son años trabajando con disciplina, siguiendo rutinas estudiadas (como las que aquí te vamos a enseñar) y con mucha dedicación a la nutrición.

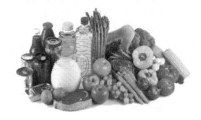

Debes tener en cuenta que **la nutrición va a suponer el 60-70% en la consecución de tus objetivos**, en el éxito del plan. Aunque te daremos los conocimientos necesarios para que seas capaz de elaborarte tus propias dietas, te vamos a dar dietas ya preparadas y te vamos a indicar qué suplementos, de todos los que te mostraremos, debes tomar a lo largo de este plan.

Anatomía GAP
Cómo entrenar tus glúteos piernas y abdomen

Glúteos

Entrenar el glúteo tiene también una función primordial, ya que es el núcleo de transferencia del tren inferior al tronco. Unos glúteos fuertes nos proporcionarán mayor rendimiento deportivo y una adecuada calidad de movimiento en nuestro día a día.

ANATOMÍA Y BIOMECÁNICA DEL GLÚTEO

El glúteo está formado por tres capas superpuestas la una a la otra: glúteo menor, glúteo medio y glúteo mayor. El glúteo menor está abajo del todo, recubierto por el glúteo medio, que a su vez está recubierto por el glúteo mayor.

El glúteo se encarga de realizar movimientos de extensión de cadera, rotación externa y abducción.

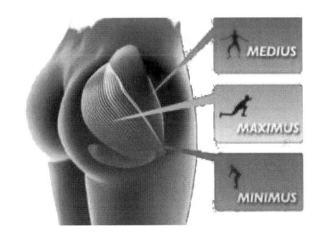

CÓMO ENTRENAR TUS GLÚTEOS

Insuficiencia activa:

Los glúteos se encargan de realizar el movimiento de extensión de cadera junto con los músculos que tenemos detrás de la pierna (isquiosurales, semitendinoso, semimembranoso y bíceps femoral). Si queremos trabajar de forma aislada el glúteo tendremos que inhibir la acción de estos otros músculos. Esto se consigue doblando la rodilla. Por tanto, cuanto más doblemos la rodilla hacia el glúteo más activaremos el glúteo.

Vectores de fuerza:

Para realizar un buen entrenamiento del glúteo hay que entrenar los tres vectores de fuerza del glúteo. Los tres vectores de fuerza son la fuerza axial o vertical (sentadilla o peso muerto), el vector de fuerza horizontal (Hip trusth) y el vector de fuerza diagonal (zancadas con mancuerna). Es importante trabajar los tres vectores para conseguir un desarrollo completo del grupo muscular del glúteo implicando las tres partes del mismo (menor, medio y mayor).

Ejercicios:

Podemos dividirlos en tres: de máxima activación, de quemazón y de estiramiento. Respecto de los ejercicios de máxima activación el más recomendado es el Hip trusth, ya que se ha demostrado que provoca una mayor activación en la región superior e inferior del glúteo mayor que, por ejemplo, la sentadilla. También activa más el bíceps femoral. La variante más adecuada para una mayor activación es el Hip trusth con barra, con las rodillas bien flexionadas para aislar más el glúteo. Tras el Hip trusth otro ejercicio bastante recomendable es el puente de glúteo, aunque con un menor rango de movimiento y por tanto menor activación.

Los ejercicios de "quemazón" nos ofrecen una recuperación más rápida, por lo que los podemos trabajar a repeticiones más altas. Además el rango de movimiento es menor por lo que no generan tantas agujetas o fatiga como provocan un peso muerto o una sentadilla. Entre los ejercicios de quemazón encontramos las extensiones de cadera, extensiones de glúteo, abducciones, todos aquellos ejercicios con banda elástica, etc. Es interesante meterlos en las rutinas porque se pueden trabajar a repeticiones altas generando un pico alto de activación.

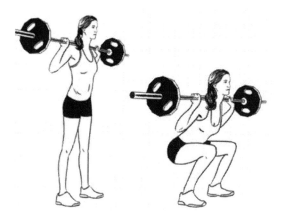

Finalmente tenemos los ejercicios de estiramiento como las sentadillas, el peso muerto en sus distintas variantes, o las zancadas. Son ejercicios que conviene trabajarlos con cargas medias – altas, con un rango de repeticiones moderado. Se trata de ejercicios en los que el glúteo está totalmente estirado alcanzando el máximo pico de contracción. Ahora bien, hemos de tener en cuenta que estos ejercicios tienen un rango de movimiento alto por lo que provocan más fatiga y más agujetas, siendo la recuperación más lenta.

Número de series y repeticiones:

Esto va a depender de la capacidad de cada persona, de su nivel de entrenamiento, de su capacidad de recuperación, etc. Pero si queremos establecer un número genérico podemos fijar entre 8-10 hasta 15 series semanales, divididas en más de un entrenamiento.

Cómo trabajar si eres delgada y quieres aumentar el tamaño de tus glúteos

En primer lugar necesitamos crear un superavit calórico. En otras palabras, comer más de lo que necesitamos. Ahora bien, comer más no significa "comer como un animal" o comer lo que quieras. Es por eso por lo que incluímos una guía de nutrición en este manual. Básicamente deberemos ingerir más proteína, no abandonar los hidratos e introducir grasas saludables.

En segundo lugar, debes elegir bien los ejercicios que realizas. No es verdad que "cuantas más sentadillas más glúteos". Ya lo hemos visto antes. Ejercicios como el Hip trusth, la patada de glúteo, abducciones o la sentadilla búlgara activan más el glúteo que la sentadilla.

En tercer lugar debemos entrenar bajo el **principio de sobrecarga progresiva**. Para que un entrenamiento sea efectivo debe suponer estrés en la persona y sobrepasar su umbral de confort. Se debe buscar el denominado estrés metabólico, que es lo que va a provocar el aumento de masa muscular. Aumentando la masa muscular, aceleras tu metabolismo, lo que ayuda también a la quema de grasas. Esto se consigue aumentando poco a poco el peso que metes en la barra o en las mancuernas. Pero la progresión no sólo se alcanza aumentando cada cierto tiempo el peso en la barra o mancuernas. Es una de las maneras, pero no la única. La progresión también se alcanza aumentando el número de series, el número de repeticiones, el volumen de los entrenamientos, la intensidad, y acortando los tiempos de descanso.

Cómo trabajar si tienes mucha grasa en los glúteos y quieres quitarla

En primer lugar debemos tener muy presente que el objetivo no es en sí la pérdida de peso sin más, sino la pérdida de grasa. La grasa acumulada recubre los músculos, como el glúteo. Los ejercicios de glúteo no van a hacer que pierdas la grasa de tus glúteos. Sí conseguirán que luzcas unos glúteos firmes una vez hayas conseguido perder grasa.

Los rangos ideales de porcentaje de grasa en los hombres son por debajo del 17%, y en las mujeres por debajo del 24%.

Para conseguir reducir el porcentaje de grasa en primer lugar debemos poner nuestro esfuerzo en la nutrición. Para ello debemos tener claro que el primer paso es provocar un déficit calórico, esto es, ingerir diariamente menos calorías de las que necesitamos. Esto no se consigue haciendo menos comidas, o eliminando de nuestra dieta los carbohidratos y todo tipo de grasas. Por lo que el segundo paso es hacer de 5 a 6 comidas diarias, incluyendo un porcentaje elevado de proteína (unos 2 gramos por cada kilo de peso corporal cada día), carbohidratos y grasas saludables. Si la ingesta de alimentos se espacia muchas horas se provoca un efecto negativo: el cuerpo entra en lo que se conoce como "reserva", es decir, ante el "miedo" de no tener los nutrientes suficientes, almacena alimentos. Por desgracia, la forma natural de reservar alimentos es a través de las grasas. Por lo que incluso con un déficit calórico, si lo realizamos en 2 ó 3 comidas al día, corremos el riesgo de seguir aumentando el porcentaje de grasa, perdiendo peso pero de músculo.

En segundo lugar debemos realizar un entrenamiento con pesas inteligente. Existe la idea generalizada que para la pérdida de grasa lo más efectivo es centrarnos en el trabajo de cardio. No es cierto. Esto puede funcionar al principio, pero no va a durar más de un mes. El cuerpo se acostumbra rápido al ejercicio cardiovascular, se vuelve efectivo, por lo que las calorías que al principio se pierden cuando estás entrenado no serán las mismas.

Lo más efectivo es realizar sesiones de pesas, y al finalizarlas, realizar una sesión corta de cardio intenso. En otras palabras, es mucho más efectivo realizar una sesión de pesas de 40 ó 50 minutos y una sesión de cinta de correr intensa de 10 ó 15 minutos que hacer cinta o bicicleta 60 minutos.

Piernas

A la función básica de sostener el peso del cuerpo hay que sumarle la de coordinación.

ANATOMÍA Y BIOMECÁNICA DE LA PIERNA

Los principales músculos de la pierna son los cuádriceps, los isquiotibiales y la pantorrilla.

Cuádriceps:

Los músculos que componen los cuádriceps son los más fuertes de todos los músculos del cuerpo. Estos cuatro músculos de la parte delantera del muslo son los principales extensores (ayudan a extender la pierna) de la rodilla. Son el vasto lateral, el vasto medio, el vasto intermedio y el recto femoral.

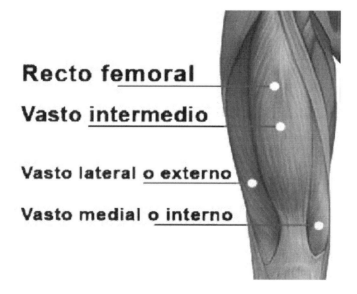

Recto femoral

Vasto intermedio

Vasto lateral o externo

Vasto medial o interno

- Vasto Lateral: situado en la parte externa del muslo, es el más grande de los cuádriceps. Se extiende desde la parte superior del fémur hasta la rótula.

- Vasto Medio: este músculo en forma de lágrima de la cara interna del muslo se fija a lo largo del fémur y hacia abajo hasta el borde interno de la rótula.

- Vasto Intermedio: situado entre el vastus medialis y el vastus lateralis en la parte frontal del fémur, es el más profundo de los músculos del cuádriceps.

- Recto femoral: este músculo se adhiere a la rótula. De los músculos del cuádriceps, es el que menos afecta a la flexión de la rodilla.

Isquiotibiales:

Los Isquiotibiales son tres músculos de la parte posterior del muslo que afectan el movimiento de la cadera y la rodilla. Comienzan debajo del glúteo mayor detrás del hueso de la cadera y se adhieren a la tibia en la rodilla. Son:

- Bíceps femoral: este músculo largo flexiona la rodilla. Comienza en el área del muslo y se extiende hasta la cabeza del peroné cerca de la rodilla.

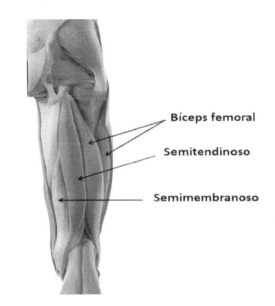

- Semimembranoso: este músculo largo se extiende desde la pelvis hasta la tibia. Extiende el muslo, flexiona la rodilla y ayuda a rotar la tibia.

- Semitendinoso: este músculo también extiende el muslo y flexiona la rodilla.

Pantorrilla:

Los músculos de la pantorrilla son fundamentales para el movimiento del tobillo, el pie y los dedos de los pies. Algunos de los principales músculos de la pantorrilla incluyen:

- Gastrocnemio (los gemelos): uno de los músculos grandes de la pierna, se conecta con el talón. Flexiona y extiende el pie, el tobillo y la rodilla.

- Sóleo: este músculo se extiende desde la parte posterior de la rodilla hasta el talón. Es importante para caminar y estar de pie.

- Plantar: este pequeño y delgado músculo está ausente en aproximadamente el 10 por ciento de las personas. El músculo gastrocnemio sustituye su función.

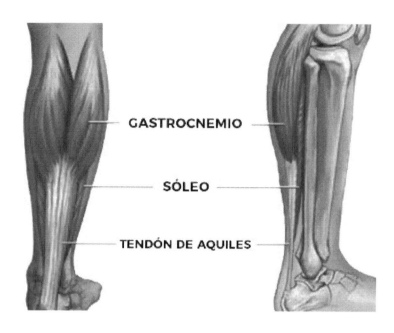

Aductores:

Los aductores de la cadera se sitúan en el interior del muslo y los más importantes son el aductor mayor, el aductor mediano y el músculo pectíneo. Muchas personas confunden este grupo de músculos con los músculos abductores. Los aductores son músculos antagonistas de los abductores (que son músculos del glúteo, ya vistos): es decir, los que cierran las piernas y aproximan el muslo a la línea media del cuerpo.

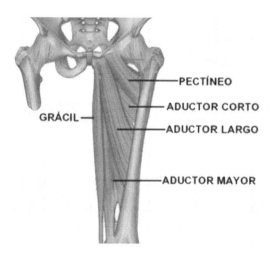

La función de los aductores es la de cerrar las piernas. Se encuentran en la parte interna de nuestros muslos.

Los músculos aductores son aquellos que tienen como función mover una parte del cuerpo acercándola a su eje. Como hemos visto, son músculos antagonistas pero complementarios a los abductores, que realizan la función mecánica contraria pero necesaria para que ambos estén en equilibrio fisiológico.

CÓMO ENTRENAR TUS PIERNAS

Cuádriceps:

Como has podido comprobar, las piernas están compuestas de varios grupos musculares que deberás trabajarlos al completo si quieres lucir unas bonitas piernas. Muchas veces el trabajo de pierna se enfoca exclusivamente en los cuádriceps. Es cierto que es el músculo más grande, y por tanto es aconsejable trabajarlo más, pero no de forma exclusiva. Al ser el músculo más fuerte y grande, conviene dedicarle más atención porque un músculo grande es sinónimo de más quema de grasa.

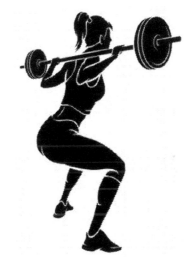

Hay muchos ejercicios para trabajar tus cuádriceps. Se debe incluir siempre ejercicios multiarticulares (son los que reclutan mayor cantidad de fibras musculares) y, además, los entrenamientos deben comenzar con este tipo de ejercicios. El clásico es la sentadilla trasera (con la barra sujeta por la parte alta de la espalda). Si tienes un nivel muy avanzado, añade la sentadilla frontal (la barra sujeta entre los brazos por delante). Puedes añadir ejercicios como la sentadilla hack o la prensa. Son ejercicios que se realizan en máquinas, más seguros que los realizados con peso libre como la sentadilla trasera o frontal, sobre todo si no dominas la técnica correcta de ejecución.

Puedes continuar con algún ejercicio unilateral (una sola pierna) como las zancadas, la sentadilla búlgara o la sentadilla pistol. Y finalmente termina con ejercicios aislados (son aquellos que aíslan el trabajo en un sólo músculo) como la extensión de cuádriceps en máquina.

Los cuádriceps necesitan ser entrenados entre 1 y 2 veces a la semana. Recuerda que el músculo tiene que descansar: es en la fase del descanso tras un buen entrenamiento, con una adecuada nutrición, cuando el músculo crece.

Semanalmente si eres principiante debes realizar entre 6 y 9 series de estos ejercicios, y si tienes un nivel avanzado entre 10 y 20. Por cada serie debes realizar entre 5 y 20 repeticiones. Cuanto más peso cargues, menos repeticiones. El músculo para crecer en la fase de descanso necesita ser objeto de las llamadas microroturas fibrilares durante el entrenamiento (la reparación de estas microroturas en el descanso es lo que lo hace crecer). Esto se consigue o cargando mucho peso o realizando muchas repeticiones con menos peso. Deberás elegir la que más te convenga, dependiendo sobre todo de cómo domines la técnica de ejecución de cada ejercicio. Hasta que no domines perfectamente la técnica no es aconsejable cargar mucho peso.

Isquiotibiales:

Estos músculos son indispensables para realizar una gran cantidad de actividades físicas como saltar, correr, caminar, extender la cadera, doblar la rodilla al sentarse, entre otros. Por su uso cotidiano, siempre están en riesgo de lesionarse al realizar movimientos bruscos o que requieran de mayor fuerza e intensidad.

No debes volverte loca con el trabajo de estos músculos. Ten en cuenta que en ejercicios multiarticulares de pierna, aunque en menor medida respecto de otros músculos como los cuádriceps, también estás trabajando estos músculos. También los trabajas en ejercicios de glúteos como el peso muerto rumano y el puente ranita.

Además, unos isquiotibiales muy desarrollados no son estéticos en las mujeres. Por eso, a la hora de trabajar estos músculos, si en tus rutinas ya realizas peso muerto rumano o puentes ranita, incluye sólo un ejercicio aislado una vez a la semana, realizando 4 series. Si cargas mucho peso haz entre 6-8 repeticiones cada serie y si cargas poco entre 12 y 20.

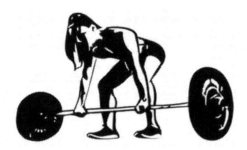

El mejor ejercicio aislado en este sentido es el curl femoral boca abajo en máquina. Otros ejercicios para trabajar los isquiotibiales son el Peso muerto rumano, Puente ranita, Curl nórdico, Curl femoral en máquina sentada y Curl femoral en fitball.

Pantorilla:

Cuidado a la hora de entrenar este músculo. Ten en cuenta que en muchos ejercicios ya se trabaja este músculo, como la sentadilla, el peso muerto, el curl de femoral, etc. También en ejercicios de cardio como correr o caminar. Por eso, nuestro consejo es que sólo incluyas una o dos veces a la semana en tu rutina un sólo ejercicio aislado de este grupo muscular, tal como elevación de talones sentado y con pesas, elevación de talones con barra de pie o en máquina, o pasos de puntillas con peso.

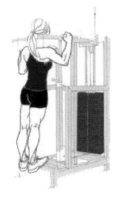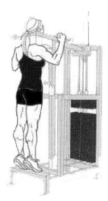

Aductores:

La parte interna de la pierna (aductores) se trabaja de manera indirecta en ejercicios como la sentadilla, en especial si hacemos la sentadilla con las piernas abiertas. Pero en muchos casos es insuficiente este trabajo indirecto, y vemos, si nuestro objetivo era endurecer las piernas, que no desaparece la flacidez de esa parte de la pierna.

Nuestro consejo es que si este es tu caso incluyas uno o dos ejercicios focalizados en el trabajo de estos músculos.

Puedes incluir un ejercicio multiarticular que también trabaje bien este grupo muscular, como la sentadilla sumo (que trabaja también los glúteos) y añadir algún ejercicio aislado enfocado solamente en este grupo. Si vas al gym el ejercicio idóneo aislado es el aductor en máquina.

Abdomen

ANATOMÍA Y BIOMECÁNICA DEL ABDOMEN

Los músculos abdominales se superponen y comparten algunos puntos de inserción. Sus fibras se entrecruzan, actuando de forma coordinada para dar estabilidad al tronco, proteger la columna, mantener las vísceras en su sitio, ayudar de forma accesoria a la respiración, intervenir en tareas que requieran hacer presión abdominal (parto, micción, defecación…) y también influyen en la postura y alineación corporal.

Por todas las funciones que tiene la musculatura del abdomen es fácil deducir que la importancia de su entrenamiento reside más en este aspecto que en cuestión de estética.

Los músculos del abdomen son:

Pared anterior y lateral

Músculo recto abdominal
Músculo piramidal
Músculo transverso
Músculo oblicuo externo
Músculo oblicuo interno

Pared posterior

Músculo psoas-iliaco
Músculo cuadrado lumbar

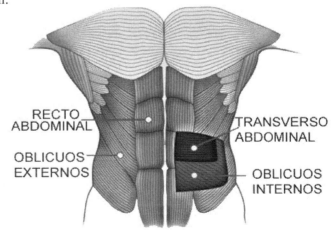

CÓMO ENTRENAR TUS ABDOMINALES

Lo primero que has tener claro es que la barriga, la grasa abdominal, no se pierde haciendo ejercicios de abdominales. La grasa se pierde combinando ejercicio con una nutrición adecuada, una dieta que suponga un déficit calórico, es decir, ingerir menos calorías al día de las que tu cuerpo necesita.

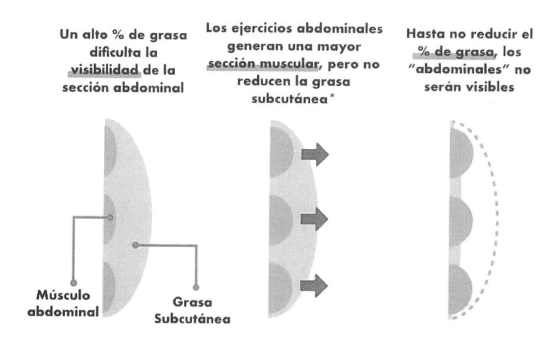

Un alto % de grasa dificulta la visibilidad de la sección abdominal

Los ejercicios abdominales generan una mayor sección muscular, pero no reducen la grasa subcutánea*

Hasta no reducir el % de grasa, los "abdominales" no serán visibles

Músculo abdominal

Grasa Subcutánea

Es cierto que los ejercicios aeróbicos son de gran ayuda para desprenderse de la grasa que rodea los músculos de la zona central y provoca el vientre abultado. Pero no menos cierto que estos ejercicios no son los únicos que debes realizar para perder la grasa de la barriga. Es mucho más efectivo hacer entrenamientos de pesas, combinando uno o dos días semanales al finalizar los mismos algún entrenamiento con ejercicios de cardio. La explicación es muy sencilla: el crecimiento de los músculos acelera la quema de grasa. Mantener una buena musculatura acelera el ritmo metabólico. Por otra parte, en una sesión de pesas que esté bien ejecutada, de unos 40 minutos, tu cuerpo agotará las reservas de glucógeno (la primera energía de la que tira tu cuerpo) por lo que al pasar a hacer el ejercicio de cardio tu cuerpo tirará ya como fuente de energía de la grasa. Ten en cuenta que si sólo se hace cardio (bicicleta, correr, etc) al principio verás resultados pero en un mes tu cuerpo se habrá vuelto eficiente y para poder quemar grasa con estos ejercicios deberás hacer sesiones de horas....

Lo segundo que debes tener presente, si deseas que tus abdominales sean visibles, es incluir en tus rutinas una parte específica dedicada a ejercicios que trabajen el abdomen. Una vez que te hayas desprendido de la grasa que impedía que lucieras abdominales, para que estos se vean bonitos, previamente han debido ser bien entrenados.

No sería la primera vez que por no entrenar de forma adecuada los abdominales, una vez perdida la grasa en lugar de lucir una tripa firme y bonita nos encontramos con una pequeñita barriga flácida.

Trabajar bien tus abdominales no significa que los entrenes todo los días de la semana. Es más que suficiente con dos veces a la semana, incluso tres si no dedicas mucha parte de tu rutina a los abdominales. Es un error pensar que la grasa de la barriga se perderá por hacer ejercicios de abdominales todos los días. Además, para que el trabajo abdominal sea efectivo, como cualquier músculo, necesita complementarse con descanso, así que lo mejor es no trabajar a diario los abdominales y progresar en intensidad así como en cantidad paulatinamente.

Si los trabajas dos veces a la semana puedes realizar tres series de oblicuos y otras tres de abdomen bajo, por ejemplo, terminando con algunas planchas. Puedes hacer menos repeticiones si las haces lentas, y si optas por hacerlas rápidas haz bastantes repeticiones.

Para realizar una correcta ejecución de los ejercicios de abdominales sigue estas pautas:

- Respira adecuadamente inspirando antes de contraer el abdomen y espira durante la contracción misma. Por ejemplo, en la elevación de tronco en suelo, inspiras mientras el torso está abajo y espiras durante la contracción, cuando el tronco se eleva hacia arriba
- Nunca tires del cuello al hacer abdominales
- La espalda nunca debe arquearse acentuando la curva lumbar, debe redondearse para concentrar el trabajo en el abdomen
- Para una mejor postura al trabajar abdomen, las manos colocadas detrás de la cabeza deben situarse separadas, en la nuca y hacia los lados de la misma, de manera que no puedas tirar de la cabeza al realizar una elevación de tronco
- Los codos no deben dirigirse hacia adelante cuando colocas las manos detrás de la cabeza, sino que deben estar hacia los lados y separados, esto ayudará a no hacer fuerza con la cabeza y cuello al realizar abdominales.
- Al trabajar el abdomen, hazlo sin impulso, lentamente y sin balanceo, para solicitar específicamente la contracción abdominal y no movilizarte con ayuda de todo el cuerpo
- A la hora de trabajar el core normalmente no recurras siempre a los mismos ejercicios y especialmente al crunch abdominal que casi nunca es la mejor opción.

Por último, como ejemplos de ejercicios tienes la plancha, plancha lateral, plancha con un brazo y/o pierna levantada, plancha llevando rodillas al pecho (con TRX o con fitball), elevaciones de piernas, elevaciones de piernas alternas, rueda abdominal, abdominales en polea alta, etc.

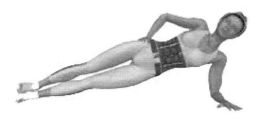

Guía Rutinas

Vamos a mostrarte cómo debes realizar las distintas rutinas, según tu nivel. También vamos a explicarte cómo presentamos las distintas rutinas, para que al pasar a cada rutina conozcas perfectamente todo lo que necesitas saber para que no te surjan dudas.

En primer lugar debes tener presente que para alcanzar tus objetivos **deberás seguir las indicaciones que se realizan en cada rutina**, los tiempos de descanso, la técnica en la ejecución de los distintos ejercicios y los días de descanso.

¿Qué peso debo usar?

El peso que debes usar en las mancuernas, discos o máquinas no viene especificado en las rutinas por una razón muy sencilla: cada persona puede (y debe) cargar el peso que su condición física le permita.

¿Como puedes saber el peso que debes usar? Ve probando en cada ejercicio. Si una serie consta de 12 repeticiones, el peso adecuado será aquel que al hacer la serie notes que las últimas dos – tres repeticiones te cuesta hacerlas, que notas ya una pequeña quemazón en el músculo, pero que puedes realizarlas con la técnica correcta y sin ayuda.

Como consejo te debemos decir que no pretendas empezar con mucho peso, lo más importante es poder realizar el ejercicio con la técnica adecuada. Es mejor empezar con un peso que te permita hacer la técnica adecuada del ejercicio. Además, así podrás ir progresando, cada dos semanas más o menos, incrementando el peso.

Lo más importante es que realices los ejercicios con la técnica de ejecución adecuada, si no, es más que probable que te sirvan poco ya que no estarás trabajando el músculo sobre el que incide el ejercicio en concreto.

Rutinas de distinto nivel y rutinas para casa o en el gym

Se presentan distintas rutinas de distinto nivel (iniciación, medio y avanzado). Asimismo, se presentan dentro de cada nivel rutinas para que puedas hacer en casa y rutinas para que puedas hacer en el gym, excepto en la de nivel de iniciación, que aunque la hagas en el gym debes hacer los ejercicios que se muestran en la rutina.

El nivel de iniciación sólo consta de una rutina, porque una vez que superes dicho nivel, para progresar sólo tienes que hacer las rutinas de los siguientes niveles. Eso sí, en la explicación de la rutina de iniciación se muestra cómo sin cambiar de rutina puedes progresar en los ejercicios explicados, ya que es posible que sin llegar a subir de nivel puedas progresar en el nivel de iniciación.

Presentación de las rutinas

Las distintas rutinas se presentan de la siguiente forma:

- Una explicación de por qué se han seleccionado los ejercicios que la componen (músculos trabajados, descansos de grupos musculares, etc)
- Explicación en texto de la ejecución de cada ejercicio
- Indicación de los tiempos de descanso entre serie y serie
- Número de series y repeticiones en cada ejercicio
- Imagen de cada rutina con todos los ejercicios que la componen por días
- Alternativas posibles a cada rutina

Estructura de las rutinas

Cada rutina está diseñada para un trabajo de cuatro días a la semana. Se explica en cada rutina qué puedes hacer el resto de días de la semana (si quieres entrenar más).

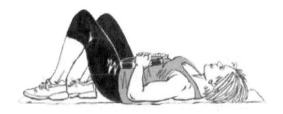

Eso sí, ten en cuenta que se debe trabajar un máximo de seis días a la semana, uno, mínimo, ha de ser dedicado al descanso.

Recuerda que el músculo trabajado tiene que descansar al menos 48 horas para poder crecer. Esta es la razón que explica la estructuración de las distintas rutinas.

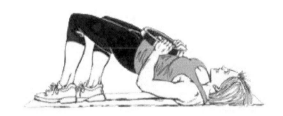

Músculos trabajados en las rutinas

Como ya te puedes imaginar, los músculos que priman en los entrenamientos son los que forman la pierna, los glúteos y el abdomen. Pierna y glúteos se trabajan en los niveles de iniciación y medio tres días semanales. El abdomen se trabaja dos. Finalmente, para que consigas ese cuerpo que deseas, se trabajan los brazos (tríceps y bíceps), espalda y hombros dos días semanales, aunque a menos intensidad que el resto.

La parte superior del cuerpo se divide en la clásica, y muy efectiva, división empuje-tirón. De esta forma dos días se añaden ejercicios de empuje (tríceps y hombros) y otros dos ejercicios de tirón (espalda-bíceps).

Es importante realizar las rutinas con todos sus ejercicios para que luzcas un físico compensado.

¿En qué principios está basado el Plan GAP 5.1?

Por último, te explicamos en qué principios basamos las distintas rutinas, para que te hagas una idea del por qué de cada rutina:

1. Principio de variedad: a lo largo de las distintas rutinas jugaremos con el volumen, la intensidad, y los ejercicios, con un objetivo claro: la sorpresa permanente a nuestros músculos. Esto evitará que nuestro cuerpo se adapte al entrenamiento y por tanto que nuestro progreso se estanque.

2. Principio de progresión: la progresión no sólo se alcanza aumentando cada cierto tiempo el peso en la barra o mancuernas. Es una de las maneras, pero no la única. La progresión también se alcanza aumentando el número de series, el número de repeticiones, el volumen de los entrenamientos, la intensidad, y acortando los tiempos de descanso. A lo largo del plan vamos a ir introduciendo distintas variables para garantizar siempre la progresión, pero jugando a la vez con la variedad.

3. Principio de sobrecarga: para que un entrenamiento sea efectivo debe suponer estrés en la persona y sobrepasar su umbral de confort. Se debe buscar el denominado estrés metabólico, que es lo que va a provocar el aumento de masa muscular. Aumentando la masa muscular, aceleras tu metabolismo, lo que ayuda también a la quema de grasas.

Escucha a tu cuerpo durante este plan: si aparecen síntomas de dolor excesivo muscular, una afectación del sueño o aparición de lesiones (nunca debes llegar a este extremo); probablemente algo estés haciendo mal, y si estás respetando la técnica de ejecución de los ejercicios y los descansos, es posible que estés cargando demasiado peso. Si bien es cierto que la carga debe ser adecuada y producir estímulo (es decir, las dos últimas repeticiones deben costarte, cerca del fallo), no lo estarás haciendo bien si en series de 10 repeticiones la tercera o cuarta repetición ya te cuesta un mundo levantar la barra o las mancuernas....

Sigue estas pautas con las rutinas

1) Lee la explicación de la rutina, para entender qué partes específicas del cuerpo vas a trabajar con cada ejercicio.
2) En cada rutina se explica cómo sin pasar de rutina puedes progresar. El progreso, como hemos visto más arriba, consiste en ir subiendo de peso en la carga que usas, principalmente. No debes subir de peso cada semana. Otra forma de progresar es subir el número de repeticiones y/o de series. Una estrategia que suele dar resultados es cuando subas el peso, esa semana bajar el número de repeticiones. Las dos siguientes ir aumentando el número de repeticiones, y a la tercera semana volver a subir de peso bajando repeticiones.
3) El número de repeticiones es orientativo. Ahora bien, teniendo en cuenta el número que se establece y que las dos últimas repeticiones deben costarte, puedes imaginarte que si haces 20 repeticiones sin esfuerzo, es que debes subir de peso. Si por el contrario solo eres capaz de realizar 6 repeticiones, debes bajarlo.

Rutinas
Nivel iniciación

Si nunca has realizado ejercicios con mancuernas debes comenzar por esta rutina. Si has hecho algunas veces entrenamientos con pesas ligeras, o si estabas en un nivel medio pero hace mucho tiempo que no entrenas, también debes comenzar por esta rutina de nivel iniciación.

Previamente a explicar ejercicio a ejercicio, vamos a ver cómo debes realizarla, cuánto tiempo has de hacerla, el por qué de su estructura y cómo progresar sin cambiar de rutina:

Tiempos de descanso entre series:

Entre serie y serie deberás descansar entre minuto y medio y dos minutos. Ése es el tiempo aconsejado. Ahora bien, conforme vayas subiendo de peso en las mancuernas o barra, a lo mejor necesitas aumentar el tiempo de descanso. Como mucho, descansa entre serie y serie dos minutos y medio, aunque no te aconsejamos más de dos.

Número de series y repeticiones por ejercicio:

En cada día de la rutina en la mayoría de ejercicios se fijan un mínimo de series (tres), pero con opción de hasta 4 series. Pruébate, si con el mínimo ves que vas bien prueba a subir a la cuarta serie.

Las repeticiones se fijan en su mayoría entre 10 y 12 repeticiones. Es lo ideal, ten en cuenta que si puedes hacer más de 12 repeticiones sin esfuerzo alguno significa que debes incrementar el peso sí o sí. Acuérdate que las dos últimas repeticiones debe costarte hacerlas. Ése es el peso adecuado. Si por el contrario no puedes ni realizar 6 repeticiones, debes bajar el peso.

Descanso entre entrenamientos:

La rutina consta de 4 días semanales de entrenamientos. No los hagas todos seguidos. Puedes hacer el primer día, descansar un día, hacer el día 2 y el día 3 en dos días consecutivos, descansar un día y finalmente hacer el día 4. La razón por la que puedes hacer en días consecutivos el día 2 y el día 3 es porque se trabajan grupos musculares distintos. ¿Puedes entrenar más días? Con estos 4 días es suficiente. Si lo que buscas también es quemar grasa, haz uno o dos días (en los días que no hagas rutina) de cardio.

¿Cuánto tiempo debo estar en el nivel iniciación?

Normalmente no se debe hacer la misma rutina más de dos – tres meses, progresando dentro de esa rutina (aumento de peso, series, repeticiones, etc...). En este caso, al ser una rutina de nivel iniciación, hemos de tener en cuenta distintas variables para saber cuánto tiempo hemos de estar con este nivel.

Si es tu primera vez con entrenamientos de pesas, puedes estar hasta dos ó tres meses, siempre y cuando vayas progresando (ver siguiente párrafo). Si ya habías entrenado antes con pesas y habías empezado por este nivel por haber estado parada sin entrenar durante un tiempo largo, no estés más de un mes, siempre que vayas progresando.

¿Cómo puedo progresar dentro de este nivel?

En la explicación de cada ejercicio se especifica cómo puedes hacerlo. Pero en general existen varias formas:

1) Incrementar el peso de las mancuernas: lo aconsejable es hacerlo cada dos semanas. Una forma efectiva es empezar con la carga adecuada para tí realizando 12 repeticiones. La semana que incrementes la carga realizas 10 repeticiones, la siguiente 12 repeticiones y al subir otra vez la carga haces nuevamente 10 repeticiones. Así sucesivamente.

2) Aumentar el número de series: lo ideal es progresar subiendo la carga, pero llega un momento en que no es posible. Una forma de progreso es ir aumentando el número de series por ejercicio. Si hacías 3 series, aumenta a 4 series. Si hacías 4, haz 5 series. Hazlo poco a poco, no incrementes a la vez las series en todos los ejercicios, sino por ejemplo 2 ejercicios a la semana.

3) Subir el número de repeticiones: al igual que con el aumento de series, subir el número de repeticiones por ejercicio es otra forma de progreso. Ahora bien, si eres capaz de hacer 20 repeticiones en una serie es hora de incrementar la carga de las mancuernas.

4) Reducir los tiempos de descanso: si estás descansando entre serie y serie 2 minutos, reducir una primera vez en 15 segundos y más adelante otros 15 segundos para quedarte en minuto y medio de descanso, es otra forma de progreso. De esta forma estarás aumentando el estrés metabólico a tus músculos, que unido al descanso es lo que los hace crecer.

Estructura de la rutina

El día 1 se trabaja pierna (cuádriceps y femorales principalmente), añadiendo un ejercicio para trabajar el glúteo mayor. De la parte superior se trabajan los tríceps y los hombros (empuje). Finalmente se trabajan los abdominales. En el día 2 se trabaja principalmente el glúteo (todas sus partes), de la pierna nos centramos en los aductores (el primer ejercicio) y terminamos trabajando espalda y bíceps (tirón). El día 3 se aumenta el trabajo de tríceps y hombros, se añade cardio y se termina con trabajo de abdominales, descansando la parte inferior (pierna y glúteo). El día 4 se trabaja la pierna completa y los glúteos, junto con espalda y bíceps.

DÍA 1   (imagen página 22)

Sentadilla con mancuerna
3 – 4 series x 10-12 reps
Descanso entre series: 1 minuto 30 segundos -2 minutos

Coge una mancuerna o una ketbell con las dos manos y ponte en la posición inicial: los pies abiertos a la altura de los hombros, con las puntas de los pies en paralelo, abdominales tensos y tronco recto. Los pies y las rodillas deben apuntar en la misma dirección. A continuación dobla las rodillas y empieza a bajar, controlando siempre la bajada.

Si te dejas caer, sin controlar la bajada, puedes desequilibrarte o hacerte daño en las rodillas. Baja hasta formar un ángulo de 90º y vuelve a la posición inicial sin levantar nunca los talones del suelo. Con este ejercicio trabajas las piernas, principalmente los cuádriceps. También incide sobre la pantorrilla y el glúteo.

Zancada adelante
3 – 4 series x 10-12 reps
Descanso entre series: 1 minuto 30 segundos -2 minutos

Para realizar el ejercicio debes colocarte inicialmente de pie, con las piernas ligeramente separadas al ancho de la cadera y al comenzar el movimiento debes inspirar y efectuar una zancada, un paso adelante con una pierna manteniendo el torso lo más recto posible. La rodilla de la pierna adelantada no debe superar el pie, y la rodilla de la pierna que se queda atrás no debe tocar el suelo. Es importante controlar bien la postura y mantener el equilibrio. El tronco debe mantenerse recto, y se debe controlar bien el movimiento, tanto en la subida como en la bajada. No inclines el torso hacia adelante al desplazar la pierna. No despegues el talón adelantado del suelo.

Con este ejercicio trabajas cuádriceps y glúteo principalmente.

Una forma de progresar en este ejercicio es realizarlo sujetando en cada mano una mancuerna.

Peso muerto rumano
3 – 4 series x 10-12 reps
Descanso entre series: 1 minuto 30 segundos -2 minutos

Sujeta un par de mancuernas frente a ti con un agarre dorsal y las palmas mirando al cuerpo, separando las piernas más que la anchura de las caderas. Dobla el cuerpo a la altura de las caderas flexionando un poco las rodillas, bajando las mancuernas hacia el suelo sin dejar que la espalda se encorve, dirigiendo las caderas hacia atrás, concentrándote en sentir la contracción de los femorales. Contrae los abdominales y vuelve a levantarte a la posición inicial. Manteniendo la espalda recta y llevando las caderas al frente para elevar el peso. Los músculos involucrados en este ejercicio son los isquiotibiales, glúteos y parte baja de la espalda.

Puente de glúteo
3 – 4 series x 10-12 reps
Descanso entre series: 1 minuto 30 segundos -2 minutos

Túmbate en el suelo boca arriba con los pies apoyados en el suelo y las rodillas dobladas. Contrae los glúteos y levanta las caderas hacia el techo. El cuerpo debe formar una línea recta en la parte alta del ejercicio, desde las rodillas hasta los hombros. Haz una pequeña pausa en la parte alta del ejercicio, contrae al máximo los glúteos durante 1-2 segundos y vuelve de forma controlada a la posición inicial. Con este ejercicio trabajas los glúteos, especialmente el glúteo mayor.

Para progresar puedes colocarte peso (una mancuerna o un disco) en la cadera.

Patada de tríceps apoyado en banco
4 – 5 series x 10-12 reps cada brazo
Descanso entre series: 1 minuto 30 segundos -2 minutos

Colócate de pie y coge la mancuerna con la mano del brazo que vayas a trabajar primero. Las palmas deben estar enfocadas hacia el cuerpo. El cuerpo tiene que estar casi paralelo al suelo. Los brazos, cerca del cuerpo y también paralelos al suelo. Debes de formar un ángulo recto entre el antebrazo y la parte superior del brazo. Empieza el movimiento inspirando y utilizando el tríceps para levantar la mancuerna hasta que el brazo quede completamente extendido. Céntrate en mover el antebrazo. Luego, párate unos segundos antes de descender, expulsa el aire y empieza a descender la mancuerna hacia la posición inicial de forma lenta. Con este ejercicio trabajas los tríceps (la parte posterior del brazo).

Press militar de pie con mancuernas
4 – 5 series x 10-12 reps cada brazo
Descanso entre series: 1 minuto 30 segundos -2 minutos

Sujeta una mancuerna en cada mano, con las mancuernas a la altura de los hombros, contrae la cintura y lleva directo el peso sobre la cabeza hasta dejar los brazos estirados. Vuelve lentamente al punto de partida. Estás trabajando tus hombros.

Elevación de rodilla al pecho alterna
3 series x tiempo
Descanso entre series: 1 minuto

La postura de la espalda es esencial para asegurarte que lo estás haciendo bien. El error más común es cuando el culo comienza a elevarse más que los hombros. Mantén tus caderas a la altura de los hombros. Los brazos tienen que estar siempre a la altura de los hombros. Cuando tus manos empiezan a moverse hacia los lados a causa del cansancio puedes llegar a poner en riesgo la salud de tus hombros. Impúlsate con las rodillas. Eleva primero una pierna, desciende y cuando llegues con esa pierna a la posición inicial, hazlo con la otra pierna. Haz que cada movimiento cuente y ten conciencia de éste, no lo hagas de forma repetitiva. Mantén el core apretado, tira de tus rodillas y aumenta la velocidad en la medida de lo posible.

Plancha lateral
2 - 3 series x tiempo
Descanso entre series: 1 minuto 30 segundos

Comienza sentado de lado en el suelo, con la mano derecha debajo del hombro derecho y los pies apilados.

Coloca tu cuerpo en una posición de tabla lateral para que las piernas estén estiradas, manteniendo los abdominales enganchados y los pies apilados. Mantente así la cantidad de tiempo deseada. Repite del otro lado.

Este ejercicio trabaja y fortalece los oblicuos y todo el torso y te ayuda a trabajar hacia un abdomen más plano y una espalda más fuerte. Las planchas laterales también fortalecen los hombros, los brazos y los músculos de la espalda superior.

Plancha
2 - 3 series x tiempo
Descanso entre series: 1 minuto 30 segundos

Una plancha abdominal es un ejercicio isométrico que utiliza el propio peso del cuerpo para tensar los músculos, es decir, que no hay ni alargamiento ni encogimiento pero sí una tensión generada que nos ayuda a trabajar todo el transverso abdominal. También nos sirve para fortalecer el diafragma, los oblicuos, la musculatura del suelo pélvico y hasta los glúteos y la cadera. Por eso es un ejercicio muy completo.

Ponte en posición de tabla mientras te apoyas con los antebrazos. Asegúrate que los codos están en el suelo directamente debajo de los hombros con los pies separados al ancho de las caderas. Asegúrate que la espalda esté plana y tu cabeza y cuello estén en una posición neutral. Lleva los codos hacia el suelo y aprieta los cuádriceps, los glúteos y el core. Con los pies te apoyas con las puntas, con los talones hacia arriba. Inhala por la nariz y exhala por la boca, no contengas la respiración.

Nota importante:

En todos los ejercicios, haz la bajada lentamente (2-3 segundos) y la subida de forma más rápida (1 segundo).

DIA 1

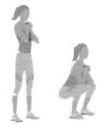

3/4 series
x 10-12 reps

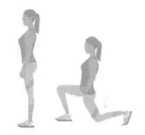

3/4 series
x 10-12 reps
cada pierna

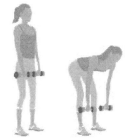

3/4 series
x 10-12 reps

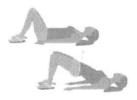

3/4 series
x 10-12 reps

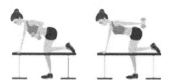

4/5 series
x 10-12 reps
cada brazo

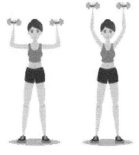

4/5 series
x 10-12 reps

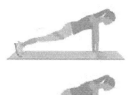

3 series x
tiempo (seg/min)

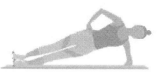

2/3 series x
tiempo (seg/min)

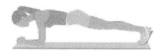

2/3 series x
tiempo (seg/min)

DÍA 2 (imagen página 25)

Peso muerto sumo con Ketbell o mancuerna
3 – 4 series x 10-12 reps
Descanso entre series: 1 minuto 30 segundos -2 minutos

Agarra una mancuerna o Ketbell con ambas manos de forma vertical y colócala contra tu pecho. Sitúa los pies un poco más abiertos que la altura de tus hombros. Separa las puntas de los pies hacia fuera en una posición de unos 40°. Desciende en posición de sentadilla hasta casi tocar tus gemelos con tu bíceps femoral. Haz el movimiento inverso y repite la secuencia. Con este ejercicio se trabajan principalmente los aductores y el glúteo, aunque involucra a gran parte de la pierna también.

Subida a banco (step)
3 – 4 series x 10-12 reps
Descanso entre series: 1 minuto 30 segundos -2 minutos

Coloca un pie sobre una banca, la rodilla flexionada. Con la otra pierna extendida y apoyada en el suelo, empuja los hombros hacia atrás y el pecho hacia afuera. Usa el pie elevado para impulsarte sobre la plataforma. Empuja la cadera hacia atrás para bajar al suelo la pierna que lo sostiene. Estarás trabajando cuádriceps y glúteo.

Abducción de cadera tumbada: elevación de pierna
3 series x 15 reps
Descanso entre series: 1 minuto 30 segundos

Una vez tumbada en el suelo de forma lateral, eleva la pierna de manera lateral. Hazlo sin doblar la rodilla en ningún momento: la pierna debe permanecer estirada en todo momento. El movimiento debe realizarse de cadera, es decir, hay que poner a trabajar a los músculos que se encuentran en la cadera y a los glúteos que serán los que lleven la voz cantante en este ejercicio. Es importante que eleves la pierna de manera lenta y concentrando todo el empuje en la parte de los glúteos. Una vez llegues arriba y hayas completado el recorrido debes aguantar unos segundos la pierna elevada en el aire para contraer mucho más los músculos implicados. Lo mismo sucederá al volver a la posición inicial, pues debes realizar el descenso de manera lenta y controlada. Con este ejercicio se trabaja principalmente el glúteo medio.

Patada de glúteo
3 – 4 series x 10-12 reps
Descanso entre series: 1 minuto 30 segundos -2 minutos

Ponte a cuatro patas apoyando los codos y rodillas en el suelo y formando un ángulo recto. Manteniendo un ángulo recto durante todo el ejercicio eleva la pierna y mantenla arriba durante un instante para volver a la postura inicial, pero siempre sin apoyar en el suelo la rodilla de la pierna con la que estés realizando el ejercicio. Para progresar en este ejercicio puedes añadir peso a la pierna, bien colocándote una tobillera de peso en el tobillo o una mancuerna entre la pierna.

Puente ranita
3 – 4 series x 10-12 reps
Descanso entre series: 1 minuto 30 segundos -2 minutos

Acuéstate boca arriba, flexiona los brazos y las rodillas, junta las plantas de los pies y deja que los muslos se abran. Aprieta los glúteos, levanta las caderas del suelo y haz una pausa de 1 segundo. Baja las caderas y repite el movimiento hasta que el juego esté completo. Para hacer correctamente este ejercicio mantén el núcleo y los glúteos apretados, y exhala mientras empujas a través de la parte exterior de los pies y la parte superior de los brazos, para levantar las caderas del suelo. Mantén las rodillas relajadas y respira mientras bajas las caderas a la posición inicial.

Remo en banco a una mano con mancuerna
4 – 5 series x 10-12 reps
Descanso entre series: 1 minuto 30 segundos -2 minutos

Sujeta una mancuerna en una mano y apoya la rodilla y la mano contraria sobre el banco. Sube el peso hacia atrás llevándolo hacia un costado. Baja lentamente a la posición inicial. Tras terminar las correspondientes repeticiones, cambia la mancuerna de mano así como los apoyos y haz las mismas repeticiones. Con este ejercicio se trabaja la espalda, principalmente los músculos dorsales.

Curl de bíceps con mancuernas
4 – 5 series x 10-12 reps
Descanso entre series: 1 minuto 30 segundos -2 minutos

De pie, sujeta las mancuernas con las manos con las palmas mirando hacia arriba. Sube el peso flexionando los brazos y al llegar arriba aguanta 1 segundo. Vuelve lentamente a la posición de partida. Es importante no balancearte mientras subes las mancuernas arriba. Si lo haces, no estarás trabajando bien los bíceps. Si no puedes evitar balancearte es porque estás cargando más peso del que puedes levantar.

DIA 2

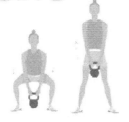

3/4 series
x 10-12 reps

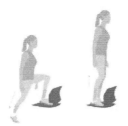

3/4 series
x 10-12 reps
cada pierna

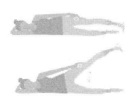

3 series
x 15 reps
cada pierna

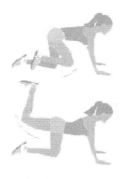

3/4 series x
10-12 reps cada pierna

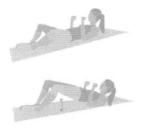

3/4 series
x 10-12 reps

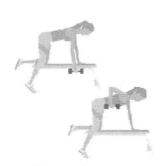

4/5 series x
10-12 reps cada brazo

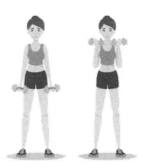

4/5 series
x 10-12 reps

DÍA 3 (imagen página 28)

Extensión de brazo (tríceps)
3 – 4 series x 10-12 reps
Descanso entre series: 1 minuto 30 segundos -2 minutos

Contrae el abdomen y empieza separando los pies a la distancia de los hombros. Sujeta una mancuerna con una mano y ponla detrás de la cabeza con el codo doblado en ángulo de 90 grados. La mano opuesta debe apoyarse firmemente en la cadera.

Contrae el tríceps y levanta la mancuerna hasta extender completamente el brazo. Haz una pausa y vuelve a poner la pesa en la posición inicial.

Extensión de brazos (tríceps copa)
3 – 4 series x 10-12 reps
Descanso entre series: 1 minuto 30 segundos -2 minutos

Párate derecha y sostén una mancuerna en posición de copa sobre la cabeza. Flexiona los codos y bájala lentamente detrás de tu cabeza mientras mantienes la parte superior de tus brazos completamente quietos. Estira los brazos y súbela para regresar a la posición inicial y repite.

Elevación lateral de brazo (hombros)
3 – 4 series x 10-12 reps
Descanso entre series: 1 minuto 30 segundos -2 minutos

Con los brazos a los lados, sujeta una mancuerna en cada mano. Contrae la cintura y eleva los brazos lateralmente hasta dejarlos paralelos al suelo, formando un ángulo recto con tu tronco. Vuelve al punto de partida de forma más lenta. Para evitar dolores cervicales, puedes hacerlo de forma aislada con cada brazo, en lugar de los dos a la vez.

Press militar de pie con mancuernas
3 – 4 series x 10-12 reps cada brazo
Descanso entre series: 1 minuto 30 segundos -2 minutos

(explicación ejercicio página 20)

Burpees
3 series x 10 reps
Descanso entre series: 1 minuto 30 segundos -2 minutos

Partiendo de la posición vertical, baja haciendo una sentadilla y apoya las manos en el suelo completamente; lleva los dos pies a la vez de un salto hacia atrás hasta colocarte en posición horizontal; haz un fondo (flexión) llegando a tocar el suelo con el pecho; vuelve a la posición horizontal –a la del inicio del fondo–; con un salto hacia adelante coloca los pies a la altura de las manos y sube a la vertical. Termina con un pequeño salto.

Jumping jacks
3 series x 30 – 120 segundos
Descanso entre series: 1 minuto 30 segundos -2 minutos

Comienza de pie con los pies juntos. Con un solo movimiento, salta los pies hacia un lado y levanta los brazos por encima de la cabeza. Inmediatamente invierte el movimiento volviendo a la posición inicial. La ejecución de los movimientos ha de ser rápida.

Giro de cadera alternando pierna al pecho
2 – 3 series x máximas repeticiones
Descanso entre series: 1 minuto 30 segundos -2 minutos

Tumbada en el suelo, levanta las piernas estiradas de manera que formen un ángulo de 45° con tu tronco. Desde ahí, contrae el abdomen girando hacia un lado, mientras a la vez llevas la pierna del mismo lado hacia tu pecho doblando la rodilla. Vuelve a la posición inicial y haz el mismo movimiento hacia el otro lado. Este ejercicio es muy efectivo para trabajar los abdominales oblicuos.

Elevación de piernas tumbada desde el suelo
2 – 3 series x máximas repeticiones
Descanso entre series: 1 minuto 30 segundos -2 minutos

Tumbada en el suelo, eleva las dos piernas a la vez hacia arriba hasta formar un ángulo recto con tu tronco. Baja lentamente hasta la posición inicial. Repite. Haz la subida mucho más rápida que la bajada. La clave es hacer la bajada muy lenta.

Aunque trabaja toda la sección media, incidirá mucho en la parte inferior. Es muy importante no ondular con el cuerpo, éste has de mantenerelo quieto, si no, no estarás trabajando los abdominales.

Plancha
2 - 3 series x tiempo
Descanso entre series: 1 minuto 30 segundos

(explicación ejercicio página 21)

DIA 3

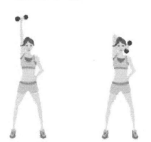
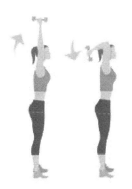
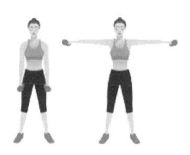

| 3/4 series x 10-12 reps cada brazo | 3/4 series x 10-12 reps | 3/4 series x 10-12 reps |

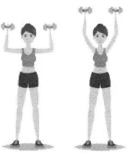
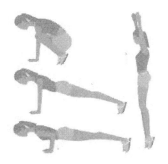
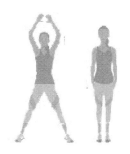

| 3/4 series x 10-12 reps | 3 series x 10-12 reps | 3 series x 30-120 seg |

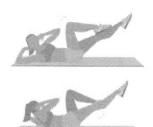
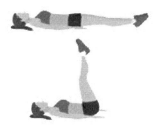
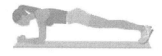

| 2/3 series x máximas reps | 2/3 series x máximas reps | 2/3 series x tiempo (seg/min) |

DÍA 4 (imagen página 30)

Peso muerto sumo con Ketbell o mancuerna piernas separadas
(explicación ejercicio página 23)
3 – 4 series x 10-12 reps
Descanso entre series: 1 minuto 30 segundos -2 minutos

Sentadilla con mancuerna (explicación ejercicio página 19)
3 – 4 series x 10-12 reps
Descanso entre series: 1 minuto 30 segundos -2 minutos

Peso muerto rumano (explicación ejercicio página 19)
3 – 4 series x 10-12 reps
Descanso entre series: 1 minuto 30 segundos -2 minutos

Puente de glúteo (explicación ejercicio página 20)
3 series x 10-12 reps
Descanso entre series: 1 minuto 30 segundos -2 minutos

Patada de glúteo (explicación ejercicio página 23)
3 series x 10-12 reps
Descanso entre series: 1 minuto 30 segundos -2 minutos

Puente ranita (explicación ejercicio página 24)
3 series x 10-12 reps
Descanso entre series: 1 minuto 30 segundos -2 minutos

Remo con goma
4 – 5 series x 10-12 reps
Descanso entre series: 1 minuto 30 segundos -2 minutos

Sujeta en cada mano la goma con las palmas de la mano mirando al frente, como cuando estrechas la mano a alguien.. Inclínate ligeramente hacia abajo manteniendo la espalda recta y llevando las caderas al frente, con los brazos estirados. Una vez abajo, con la espalda recta, eleva las gomas hacia tu cuerpo sin girar el cuerpo. Haz una pausa de un segundo y baja las gomas. Repite.

Curl de bíceps con mancuernas alterno
4 – 5 series x 10-12 reps
Descanso entre series: 1 minuto 30 segundos -2 minutos

De pie, sujeta las mancuernas con las manos con las palmas mirando hacia arriba. Sube el peso flexionando un brazo y al llegar arriba aguanta 1 segundo. Vuelve lentamente a la posición de partida. Al iniciar el movimiento de bajada empieza la subida con el otro brazo, de forma que al terminar de flexionarlo sea cuando terminas de bajar el brazo inicialmente subido.

DIA 4

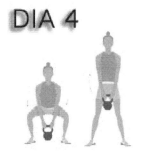 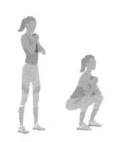 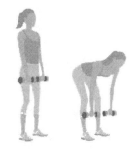

3/4 series x 10-12 reps	3/4 series x 10-12 reps	3/4 series x 10-12 reps

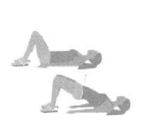 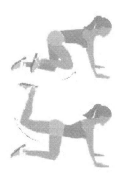 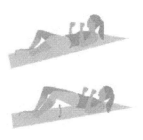

3 series x 10-12 reps	3 series x 10-12 reps cada pierna	3 series x 10-12 reps

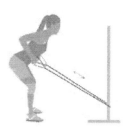 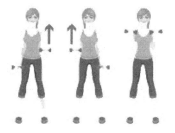

4/5 series x 10-12 reps	4/5 series x 10-12 reps

Nivel medio

Si previamente has hecho ejercicio con mancuernas, o con gomas, o ya has entrenado en el gym, o entrenabas en clases colectivas de bodypump, éste es el nivel que te corresponde. También debe comenzar por este nivel si tu nivel era avanzado pero llevas mucho tiempo parada sin realizar entrenamientos de alto nivel.

En este nivel presentamos 4 rutinas, 2 para hacer en casa y 2 para hacer en el gym.

Previamente a explicar en cada rutina ejercicio a ejercicio, vamos a ver cómo debes realizar las distintas rutinas que te mostramos, cuánto tiempo has de hacerlas, el por qué de su estructura y cómo progresar sin cambiar de rutina.

Tiempos de descanso entre series:

Entre serie y serie deberás descansar entre minuto y medio y dos minutos. Ése es el tiempo aconsejado. Ahora bien, conforme vayas subiendo de peso en las mancuernas o barra, a lo mejor necesitas aumentar el tiempo de descanso, por los menos en la semana en que hayas aumentado la carga. Como mucho, descansa entre serie y serie dos minutos y medio, aunque no te aconsejamos más de dos.

Número de series y repeticiones por ejercicio:

En cada día de cada rutina en la mayoría de ejercicios se fijan un mínimo de series (cuatro, aunque en algunos tres). Si optas por subir en algún ejercicio de serie, hazlo en ejercicios como la sentadilla, el peso muerto o el Hip trusth.

Las repeticiones se fijan en su mayoría entre 10 y 12 repeticiones. Es lo ideal, recuerda que si puedes hacer más de 12 repeticiones sin esfuerzo alguno significa que debes incrementar el peso sí o sí. Acuérdate que las dos últimas repeticiones debe costarte hacerlas. Ése es el peso adecuado. Si por el contrario no puedes ni realizar 6 repeticiones, debes bajar el peso.

Descanso entre entrenamientos:

La rutina consta de 4 días semanales de entrenamientos. No los hagas todos seguidos. Puedes hacer el primer día, descansar un día, hacer el día 2 y el día 3 en dos días consecutivos, descansar un día y finalmente hacer el día 4. La razón por la que puedes hacer en días consecutivos el día 2 y el día 3 es porque se trabajan grupos musculares distintos. ¿Puedes y quieres entrenar más días? Con estos 4 días es suficiente. Ten en cuenta que el músculo crece tras el estímulo del ejercicio en la fase de descanso. Si lo que buscas es también quemar grasa, haz uno o dos días (en los días que no hagas rutina) de cardio.

¿Cuánto tiempo debo estar en el nivel medio?

Normalmente no se debe hacer la misma rutina más de dos – tres meses, progresando dentro de esa rutina (aumento de peso, series, repeticiones, etc...). Teniendo en cuenta que este nivel lo componen 2 rutinas, podrías estar entre 4 y 6 meses.

Ahora bien, si ya habías alcanzado un nivel avanzado y habías empezado por este nivel por haber estado parada sin entrenar durante un tiempo largo, no estés más de dos - tres meses, siempre que vayas progresando. Lo normal es que en ese tiempo hayas recuperado tu nivel anterior.

¿Cómo puedo progresar dentro de este nivel?

En primer lugar pasando de la rutina primera a la segunda (tanto en casa como en el gym). Eso sí, no pretendas agotar etapas antes de tiempo. Es decir, antes de pasar a la segunda rutina "exprime" bien la primera, progresa dentro de la primera rutina. Lo mismo ocurre con la segunda rutina, progresa bien antes de dar el salto al nivel avanzado.

Existen varias formas para progresar dentro de cada rutina sin pasar a la siguiente rutina.

5) Incrementar el peso de las mancuernas y/o barra: lo aconsejable es hacerlo cada dos semanas. Una forma efectiva es empezar con la carga adecuada para tí realizando 12 repeticiones. La semana que incrementes la carga realizas 10 repeticiones, la siguiente 12 repeticiones y al subir otra vez la carga haces nuevamente 10 repeticiones. Así sucesivamente. Si ves demasiado hacerlo cada dos semanas puedes hacerlo cada tres.

6) Aumentar el número de series: lo ideal es progresar subiendo la carga, pero llega un momento en que no es posible. Una forma de progreso es ir aumentando el número de series por ejercicio. Si hacías 4 series, aumenta a 5 series. Hazlo poco a poco, no incrementes a la vez las series en todos los ejercicios, sino por ejemplo 2 ejercicios a la semana.

7) Subir el número de repeticiones: al igual que con el aumento de series, subir el número de repeticiones por ejercicio es otra forma de progreso. Ahora bien, si eres capaz de hacer 20 repeticiones en una serie es hora de incrementar la carga de las mancuernas.

8) Reducir los tiempos de descanso: si estás descansando entre serie y serie 2 minutos, reducir una primera vez en 15 segundos y más adelante otros 15 segundos para quedarte en minuto y medio de descanso, es otra forma de progreso. De esta forma estarás aumentando el estrés metabólico a tus músculos, que unido al descanso es lo que los hace crecer.

Estructura de las rutinas presentadas

El día 1 se trabaja pierna (cuádriceps y femorales principalmente), añadiendo un ejercicio para trabajar el glúteo mayor, en la rutina 1 y dos ejercicios en la rutina 2. De la parte superior se trabajan los tríceps y los hombros (empuje). Finalmente se trabajan las abdominales.

En el día 2 se trabaja principalmente el glúteo (todas sus partes), de la pierna nos centramos en los aductores (el primer ejercicio) y terminamos trabajando espalda y bíceps (tirón). En la rutina 2 se añade un ejercicio específico para trabajar los músculos de la pantorrilla.

El día 3 se aumenta el trabajo de tríceps y hombros, se añade cardio (bicicleta estática) y se termina con trabajo de abdominales, descansando la parte inferior (pierna y glúteo). El trabajo de cardio es orientativo, se puede sustituir por otro ejercicio como correr, nadar, etc.

En la rutina 2 el cardio se sustituye por dos ejercicios que combinan pierna con tríceps y hombros. Se puede añadir también cardio.

El día 4 se trabaja la pierna completa y los glúteos, junto con espalda y bíceps.

Tanto en casa como en el gym, la rutina 2 tiene más nivel de dificultad que la rutina 1.

Finalmente, ya que en las rutinas para hacer en el gym se introduce la prensa, aunque se explica en cada ejercicio, vamos a ver cómo colocar los pies en la misma según qué partes de la pierna se quiere trabajar, o si se desea entrenar glúteo.

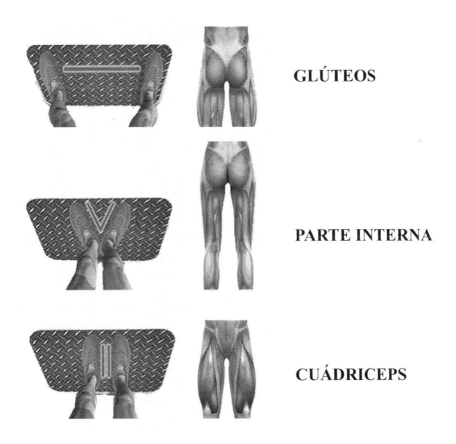

GLÚTEOS

PARTE INTERNA

CUÁDRICEPS

Rutinas para hacer en casa

RUTINA 1

DÍA 1 (imagen página 36)

Sentadillas con mancuernas
4 series x 10-12 reps
Descanso entre series: 1 minuto 30 segundos -2 minutos

(explicación ejercicio página 19) Diferencia: en lugar de una mancuerna con las dos manos coge una mancuerna con cada mano, y sujeta ambas mancuernas con los brazos estirados.

Step Subida a banco con mancuernas
4 series x 10-12 reps cada pierna
Descanso entre series: 1 minuto 30 segundos -2 minutos

(explicación ejercicio página 23) Diferencia: sujeta una mancuerna en cada mano

Peso muerto rumano a una pierna
4 series x 10-12 reps cada pierna
Descanso entre series: 1 minuto 30 segundos -2 minutos

El objetivo, ejecución y técnica es idéntica a lo que conocemos del peso muerto (página 19) solo que añadimos un interesante **trabajo en desequilibrio** al realizar el peso muerto a una pierna, con lo cual el trabajo de la musculatura estabilizadora y a nivel propioceptivo adquiere gran importancia. La pierna de apoyo se mantiene bastante recta durante todo el ejercicio, aunque existe un cierto componente de flexión de rodilla, pero es leve. Es muy importante mantener la espalda bien recta durante todo el ejercicio, y mantener la cabeza mirando al frente durante toda la ejecución del ejercicio. La **pierna que se eleva** la puedes mantener completamente recta. Si necesitas un poco de **estabilidad**, puedes tocar con la punta de los dedos o del pie en el suelo al bajar, pero lo ideal es mantener en todo momento sólo el apoyo de la pierna que no elevas.

Hip thrust sin barra ni mancuernas
4 series x 10-12 reps
Descanso entre series: 1 minuto 30 segundos -2 minutos

Con este ejercicio conseguirás un aislamiento perfecto y unos resultados sorprendentes en tus glúteos. De hecho está considerado por muchos el mejor ejercicio para tus glúteos.

La postura de partida será colocarnos boca arriba con la espalda apoyada en el banco únicamente y las piernas apoyadas en el suelo con los pies. Partiendo desde la posición más baja, elevaremos las caderas hacia arriba sin mover el resto del cuerpo. Lo que haremos será vencer nuestro cuerpo mientras contraemos la zona de los glúteos. Es muy importante realizar un movimiento de pelvis en el que arqueemos la parte baja abdominal para aumentar la intensidad del ejercicio. Puedes progresar en este ejercicio colocando una barra con o sin discos. Empieza sin discos.

Extensión de brazos tumbado en banco (tríceps)
5 series x 10-12 reps
Descanso entre series: 1 minuto 30 segundos -2 minutos

Sujeta las mancuernas con los codos flexionados. Manteniendo los codos sin moverlos, sube las mancuernas hasta tener extendidos totalmente los brazos. Una vez arriba, comienza el descenso de forma más lenta que la subida. Sentirás tus tríceps arder....

Press arnold (hombros)
5 series x 10-12 reps
Descanso entre series: 1 minuto 30 segundos -2 minutos

Siéntate en el extremo del banco y sostén un par de mancuernas debajo de tu barbilla agarrándolas por debajo, con el dorso de las manos mirando hacia adelante. Tira los hombros hacia atrás, empuja tu pecho hacia fuera y mira hacia adelante. Planta los pies en el suelo, separados la distancia del ancho de los hombros. Empuja el peso directamente sobre tu cabeza, girando tus manos para que tus palmas queden apuntando hacia adelante en cuando los brazos estén completamente extendidos. Haz una pequeña pausa, luego baja las pesas lentamente, girando las manos hacia atrás a la posición inicial.

Rueda abdominal
3 series x tiempo (segundos ó minutos)
Descanso entre series: 1 minuto

La clave es asegurar que la espalda baja se mantiene recta. Si se descuelga, se pierde la activación de la zona media, y la espalda se puede lesionar. Rueda hasta donde puedas, justo antes de que la espalda baja descienda.

Plancha (explicación ejercicio página 21)
2-3 series x tiempo (segundos ó minutos)
Descanso entre series: 1 minuto

Plancha lateral (explicación ejercicio página 21)
2-3 series x tiempo (segundos ó minutos)
Descanso entre series: 1 minuto

DIA 1

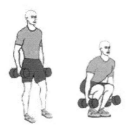

4 series
x 10-12 reps

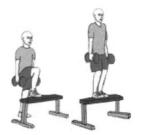

4 series
x 10-12 reps
cada pierna

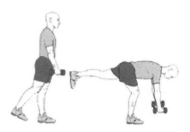

4 series
x 10-12 reps
cada pierna

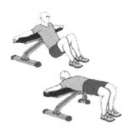

4 series
x 10-12 reps

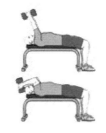

5 series
x 10-12 reps

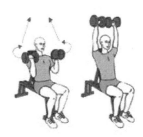

5 series
x 10-12 reps

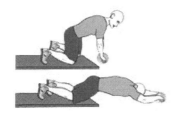

3 series x
tiempo (seg/min)

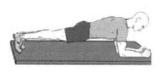

2/3 series x
tiempo (seg/min)

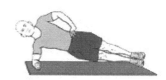

2/3 series x
tiempo (seg/min)

DÍA 2 (imagen página 39)

Peso muerto sumo con barra
4 series x 10-12 reps
Descanso entre series: 1 minuto 30 segundos -2 minutos

De pie, enfrente de la barra y con las piernas bastante separadas, y las puntas de los pies hacia afuera. Baja las caderas y agarra la barra con fuerza. Mantén el torso recto e impulsa las caderas al frente para sacar el peso del suelo. Trabajas glúteos y aductores principalmente. Haz la bajada más lenta que la subida.

Sentadilla búlgara
4 series x 10-12 reps cada pierna
Descanso entre series: 1 minuto 30 segundos -2 minutos

Coloca el pie atrasado sobre un elemento alto (un step, un peldaño, el asiento de una silla, una caja, etc.) y las manos apoyadas sobre las caderas o estrechadas sobre el pecho. Flexiona ambas rodillas hasta que la pierna apoyada quede flexionada 90 grados y casi no toque el suelo. Deja que el peso de tu cuerpo caiga levemente hacia adelante. Se trabajan los glúteos y se implica el cuádriceps. Para progresar sujeta mancuernas con las manos.

Patada de glúteo hacia atrás con goma
4 series x 15 reps cada pierna
Descanso entre series: 1 minuto 30 segundos -2 minutos

Colocate en posición de cuadripedia, con las palmas de la mano sobre el suelo. Sujeta la goma elástica con las palmas de la mano contra el suelo. Pon el otro extremo de la goma en la planta del pie. Manteniendo la espalda recta en todo momento, estira la pierna hacia atrás extendiéndola totalmente, formando un ángulo de 90 grados con el muslo de la pierna que apoyas en el suelo. Vuelve a la posición inicial de forma lenta y controlada.

Puente de glúteo con carga
4 series x 10-12 reps
Descanso entre series: 1 minuto 30 segundos -2 minutos

(explicación ejercicio página 20). Diferencia: coloca una carga (disco,mancuerna, etc) sobre tu abdomen bajo.

Abducción cadera en cuadripedia (glúteos)
4 series x 10-12 reps cada pierna
Descanso entre series: 1 minuto 30 segundos -2 minutos

Colócate en cuadrupedia sobre una colchoneta. Tus rodillas deben estar debajo de las caderas y las manos debajo de los hombros. Retrae tus omoplatos. Contrae el suelo pelvico y el core. Separa completamente tu pierna derecha de la otra moviendo tu rodilla derecha hacia el techo. Exhala durante el ascenso. Vuelve a la posición inicial con un suave movimiento mientras inhalas.

Repite el movimiento la cantidad especificada de repeticiones y luego cambia de lado y repite con la otra pierna. Céntrate en apretar la columna todo el tiempo usando tus musculos del core.

Remo con mancuernas en banco inclinado
5 series x 10-12 reps
Descanso entre series: 1 minuto 30 segundos -2 minutos

Debes tumbarte sobre un banco boca abajo, con los pies tocando el suelo. Sujeta las mancuernas de mismo kilaje cada una girando las muñecas, como si las palmas de las manos se mirasen entre sí. Debes tirar de las mancuernas hacia ti hasta que los brazos superen la altura de tu espalda, llegando tus manos a estar a la altura de los pezones. Vuelve hacia abajo hasta que los brazos estén totalmente extendidos, para lo cual estira los hombros hacia abajo. Debes de tener en cuenta que el banco debe ser lo suficientemente alto como para permitir que los hombros se puedan estirar hacia adelante sin que las mancuernas golpeen contra el suelo.

Curl de bíceps alterno en banco inclinado
5 series x 10-12 reps cada brazo de forma alterna
Descanso entre series: 1 minuto 30 segundos -2 minutos

Utiliza un banco inclinado con ángulo aproximado de 60 grados. Sujeta las mancuernas con las manos mirando hacia el cuerpo. Sube una mancuerna hasta los hombros y aprieta en la posición final. Baja el peso lentamente. A la vez que bajas ese brazo, empieza a subir la mancuerna del otro brazo. No gires las muñecas durante el recorrido, esto impone un gran estrés sobre el braquial y la cabeza lateral del bíceps. Una repetición completa es el movimiento completo de ambos brazos.

DIA 2

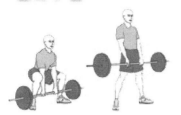 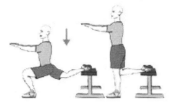 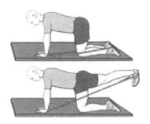

| 4 series x 10-12 reps | 4 series x 10-12 reps cada pierna | 4 series x 15 reps cada pierna |

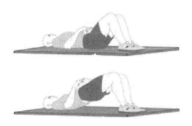 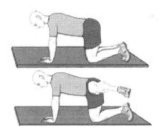

4 series
x 10-12 reps

4 series x 10-12 reps
cada pierna

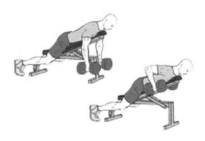 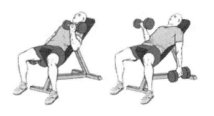

5 series
x 10-12 reps

5 series
x 10-12 reps

DÍA 3 (imagen página 42)

Extensión de tríceps con barra, acostado
4 series x 10-12 reps
Descanso entre series: 1 minuto 30 segundos -2 minutos

Coge la barra con agarre prono y coloca las manos a la distancia de los hombros. Acuéstate en la banca boca arriba, eleva la barra directamente sobre la cabeza con los brazos completamente extendidos. Mantén la parte superior de los brazos estable y flexiona los codos para bajar la barra hasta casi tocar la frente. Haz una pausa, luego contrae los tríceps y extiende para llevar la barra sobre la cabeza.

Dips en banco (tríceps)
4 series x 10-12 reps
Descanso entre series: 1 minuto 30 segundos -2 minutos

Te colocas de espaldas a un banco y sobre el borde de éste apoyas las palmas de la mano separadas ligeramente más allá de la anchura de los hombros, con los dedos mirando hacia tu cuerpo. Apoya los pies en el suelo,con los talones. Desde allí debes flexionar los codos al mismo tiempo que inspiras y el cuerpo desciende mientras los brazos se flexionan hasta formar un ángulo de 90 grados. Regresas a la posición inicial sin extender por completo los codos para mantener la contracción muscular y exhalas el aire al final del movimiento. Siempre los codos deben flexionarse y conservarse cerca del torso y el cuerpo no debe moverse sino por la flexión de los codos.

Puedes progresar en este ejercicio apoyando los pies en otro banco, situado a una distancia entre 75 y 90 cm del otro banco.

Elevación de brazos frontal (hombros)
4 series x 10-12 reps
Descanso entre series: 1 minuto 30 segundos -2 minutos

Agarra las mancuernas con las palmas de la mano mirando hacia el suelo. Inspira y eleva ambos brazos hasta el nivel del mentón (o la frente, esto no es recomendable para principiantes) exhalando al finalizar el movimiento. Baja lentamente. Puedes hacerlo sentada o de pié. También puedes hacer la elevación brazo a brazo de forma alternada.

Rotación de hombros con mancuernas
4 series x 10-12 reps
Descanso entre series: 1 minuto 30 segundos -2 minutos

Selecciona el peso adecuado de las mancuernas. Colócate de pie con una mancuerna en cada mano. Debes utilizar un agarre neutro. Contrae el suelo pelvico y el core mientras mantienes tu pecho levantado. Levanta las pesas para que tus codos y hombros estén alrededor de 90º. Tus manos y codos deben estar juntos. Abre los brazos hasta que ambas manos estén en línea recta con la cabeza. Vuelve a la posición inicial con un suave movimiento. Mientras haces el ejercicio, mueve solo la articulación del hombro.

Bicicleta estática
1 serie x tiempo

Si alguno de los días restantes de la semana haces algún entrenamiento cardiovascular, limítate a realizar 10 minutos a velocidad alta. Si por el contrario no realizas ningún entrenamiento cardiovascular, o sólo 1 día a la semana, puedes realizar con la bici estática alguno de estos entrenamientos:

Spinning: Este quizás es el uso más común de las bicicletas estáticas. Se trata de realizar ejercicios sobre la bicicleta al ritmo de la música, acompañado de coreografías.

EMOM con sprints: Este ejercicio sirve tanto para quemar grasas, como para mejorar la condición física y la salud cardiovascular. Consiste en pedalear durante cinco minutos en un ritmo estable en el que estés cómoda (sin llegar a forzar), para después realizar los sprints EMON, en los que pedalearás durante 20 segundos lo más rápido posible, para después pedalear 40 segundos a un ritmo en el que irás recuperando la velocidad normal. Repite estos sprints durante 20 minutos.

20-10: Calienta durante cinco minutos rápidamente, pero con poca resistencia. Ahora, aumenta la resistencia durante 20 segundos (resistencia media), para después, seguir 10 segundos con resistencia baja. Debes realizar estos dos ciclos ocho veces, para después hacer un ciclo de recuperación de 60 segundos con una resistencia baja. Este sería el intervalo de descanso. Repite el ejercicio completo tres veces más y finaliza con el mismo calentamiento que realizaste de cinco minutos.

Ejercicio de velocidad: Comienza con un calentamiento a baja resistencia durante 10 minutos, para en los 10 minutos siguientes ir subiendo la velocidad de los 10 primeros segundos durante cada minuto, usando los 50 segundos que restan del minuto para recuperarte. En los 10 minutos siguientes, ve alternando un minuto con intensidad elevada y un minuto con intensidad baja. Este ejercicio te ayudará a mejorar tanto la velocidad de salida, como la potencia.

Elevación de la pelvis en vertical (abdominales)
4 series x 10-15 reps
Descanso entre series: 1 minuto 30 segundos -2 minutos

Túmbate boca arriba con los pies apoyados en el suelo. Coloca tus manos a ambos lados de las caderas. Levanta los pies juntos hacia el techo. Contrae el suelo pelvico y el core. Ya estás en la posición inicial. Contrayendo los músculos abdominales, levanta las caderas y mueve los pies hacia el techo hasta que separes la zona lumbar del suelo mientras exhalas. Vuelve a la posición inicial con un suave movimiento. Céntrate en un movimiento lento y controlado.

Plancha (explicación ejercicio página 21)
2-3 series x tiempo (segundos ó minutos)
Descanso entre series: 1 minuto

DIA 3

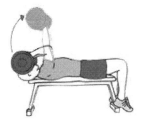

**4 series
x 10-12 reps**

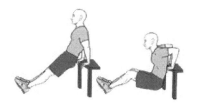

**4 series
x 10-12 reps**

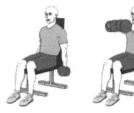

**4 series
x 10-12 reps**

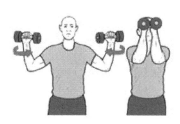

**4 series
x 10-12 reps**

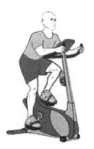

**1 serie
x tiempo**

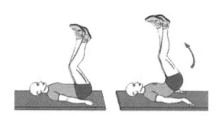

**4 series
x 10-15 reps**

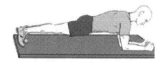

**3 series x
tiempo (seg/min)**

DÍA 4 (imagen página 45)

Sentadilla con barra
4 series x 10-12 reps
Descanso entre series: 1 minuto 30 segundos -2 minutos

Sitúate de pie con las piernas un poco separadas intentando mantener un buen equilibrio. Colócate con los pies en perpendicular, para incidir más en los cuádriceps. Si los sitúas hacia afuera de tal manera que no queden perpendiculares, se incide más en glúteos, pero como ya se incluyen ejercicios importantes y en cantidad para glúteos, céntrate aquí en la pierna. Es importante que mantengas el tronco bien recto sin tensionar la espalda. Comienza el movimiento lentamente agachándote llevando los glúteos hacia atrás. Cuando los muslos estén en paralelo al suelo, el recorrido habrá finalizado. Vuelve a la posición inicial revirtiendo el movimiento de forma más rápida.

Peso muerto con barra
4 series x 10-12 reps
Descanso entre series: 1 minuto 30 segundos -2 minutos

Ponte delate de una barra que esté en el suelo y sujétala con un agarre en pronación (palmas hacia abajo) algo más allá de la anchura de tus hombros. Mantén las piernas en vertical, las caderas hacia atrás y la espalda recta. Manteniendo la espalda y los brazos completamente rectos en todo momento, usa las caderas para levantar la barra a medida que exhalas. Una vez que bloquees el peso arriba, baja la barra empujando las caderas hacia atrás. Trabajas femorales, glúteos y espalda baja.

Peso muerto sumo con mancuerna o Ketbell (explicación ejercicio página 23)
4 series x 10-12 reps
Descanso entre series: 1 minuto 30 segundos -2 minutos

Hip thrust a 1 pierna
4 series x 10-12 reps cada pierna
Descanso entre series: 1 minuto 30 segundos -2 minutos

Siéntate en el suelo y coloca un banco plano detrás de tu espalda. Los omóplatos deben descansar en el banco y los pies deben estar separados al ancho de los hombros, justo delante de las caderas. Coloca los brazos en el banco. Contrae el suelo pelvico y el core. Levanta la rodilla izquierda hacia el techo.

Usando tu glúteo derecho, extiende completamente tus caderas hacia el techo mientras exhalas. No arquees la espalda durante el ascenso. Vuelve a la posición inicial con un suave movimiento mientras inhalas. Repite el movimiento la cantidad especificada de repeticiones y luego repite con la otra pierna.

Puedes progresar en este ejercicio añadiendo una carga, como un disco o mancuerna en tu cadera. Se trabaja principalmente el glúteo mayor.

Puente con apoyo de una pierna en silla o banco
4 series x 10-12 reps cada pierna
Descanso entre series: 1 minuto 30 segundos -2 minutos

Túmbate boca arriba con una silla frente a ti. Coloca los talones en la silla. Tus pies deben estar separados al ancho de los hombros y tus rodillas deben estar alrededor de los 90°. Coloca tus manos a ambos lados de tus caderas. Contrae el suelo pelvico y el core mientras mantienes el pecho levantado. Levanta la pierna izquierda hacia el techo. Con el talón derecho, extiende las caderas verticalmente. Mantén la posición durante 2 segundos. Vuelve a la posición inicial con un movimiento suave. Repite el movimiento con la otra pierna. Se trabaja glúteos e isquiotibiales.

Remo con barra de pié
5 series x 10-12 reps
Descanso entre series: 1 minuto 30 segundos -2 minutos

Agarra la barra con agarre amplio, con las palmas de la mano mirando al suelo, para incidir más en la espalda alta. Colócate en posición inclinada hacia adelante, pero manteniendo la espalda recta. Sube la barra hacia la barriga, con los codos pegados al cuerpo. Baja lentamente.

Curl de bíceps con barra
5 series x 10-12 reps
Descanso entre series: 1 minuto 30 segundos -2 minutos

Sujeta la barra con las palmas de la mano mirando hacia el techo, separando las manos a la anchura de los hombros. Mantén fijos los brazos a los costados. Haz flexiones completas de brazos. No balancees el cuerpo mientras levantas la barra: si lo haces es porque estás cargando demasiado peso. El cuerpo ha de estar quieto.

DIA 4

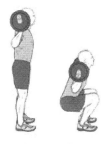 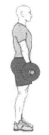 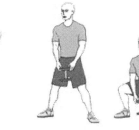

4 series
x 10-12 reps

4 series
x 10-12 reps

4 series
x 10-12 reps

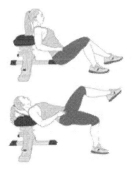 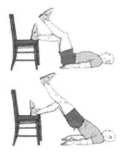

4 series
x 10-12 reps
cada pierna

4 series
x 10-12 reps
cada pierna

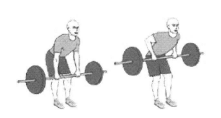 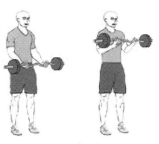

5 series
x 10-12 reps

5 series
x 10-12 reps

RUTINA 2

DÍA 1   (imagen página 47)

Sentadilla con barra (explicación ejercicio página 43)
4 series x 10-12 reps
Descanso entre series: 1 minuto 30 segundos -2 minutos

Step subida a banco con barra (explicación ejercicio página 23 añadiendo barra)
4 series x 10-12 reps
Descanso entre series: 1 minuto 30 segundos -2 minutos

Peso muerto con barra (explicación ejercicio página 43)
4 series x 10-12 reps
Descanso entre series: 1 minuto 30 segundos -2 minutos

Hip thrust con barra (explicación ejercicio página 34 añadiendo barra en la cadera)
4 series x 10-12 reps cada pierna
Descanso entre series: 1 minuto 30 segundos -2 minutos

Patada de glúteo (explicación ejercicio página 23)
3 series x máximas reps posibles
Descanso entre series: 1 minuto 30 segundos -2 minutos

Añade una mancuerna como en la imagen o colocate una tobillera con peso.

Extensión de brazos (tríceps copa) (explicación ejercicio página 26)
5 series x 10-12 reps
Descanso entre series: 1 minuto 30 segundos -2 minutos

Elevación lateral de brazo (hombros) (explicación ejercicio página 26)
5 series x 10-12 reps
Descanso entre series: 1 minuto 30 segundos -2 minutos

Rueda abdominal (explicación ejercicio página 35)
3 series x 15-20 reps
Descanso entre series: 1 minuto 30 segundos -2 minutos

Encogimientos abdominales
3 series x 15-20 reps
Descanso entre series: 1 minuto 30 segundos -2 minutos

Acuéstate boca arriba con los pies apoyados en una silla. Tus rodillas deben estar a 90°. Contrae el suelo pelvico y el core. Empuja la espalda baja hacia abajo en el suelo y usa tus abdominales para sacar los omóplatos del suelo. Aguanta 1 segundo. Vuelve a la posición inicial con un suave movimiento. No separes la espalda baja del suelo cuando hagas el ejercicio.

DIA 1

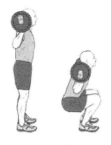

4 series
x 10-12 reps

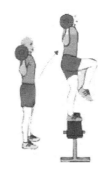

4 series
x 10-12 reps
cada pierna

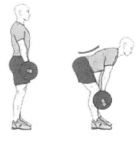

4 series
x 10-12 reps

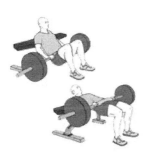

4 series
x 10-12 reps

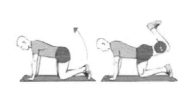

3 series x
máximas reps

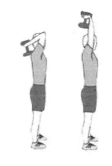

5 series
x 10-12 reps

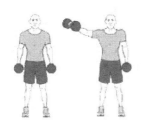

5 series x
10 reps cada brazo

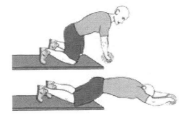

3 series
x 15-20 reps

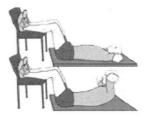

3 series
x 15-20 reps

DÍA 2 (imagen página 50)

Peso muerto sumo con mancuerna o Ketbell (explicación ejercicio página 23)
4 series x 10-12 reps
Descanso entre series: 1 minuto 30 segundos -2 minutos

Elevación de gemelos de pie con mancuernas
4 series x 10-15 reps
Descanso entre series: 1 minuto 30 segundos -2 minutos

Situate de pie con una mancuerna en cada mano a cada lado de tus caderas, utilizando un agarre neutro. Las puntas de los pies deben estar en el escalón con los talones extendidos. Contrae el suelo pelvico y el core mientras mantienes tu pecho levantado. Utilizando las pantorrillas, levanta los talones con un movimiento fuerte mientras exhalas. Vuelve a la posición inicial con un suave movimiento mientras inhalas. Mientras haces el ejercicio, mueve solo la articulación de los tobillos. Se trata de un ejercicio aislado para trabajar los músculos de la pantorrilla.

Zancada lateral con mancuernas
4 series x 10 reps cada pierna
Descanso entre series: 1 minuto 30 segundos -2 minutos

Colócate de pie con los pies separados al ancho de los hombros. Haz un paso lateral que separe tu pie derecho del otro. Tus pies deben estar más anchos que el ancho de los hombros. Baja el cuerpo hacia el lado derecho doblando la rodilla y la cadera derecha, mientras mantienes la pierna izquierda ligeramente doblada. Vuelve a la posición inicial con un suave movimiento mientras inhalas. Repite el movimiento la cantidad especificada de repeticiones, luego cambia de lado y repite el ejercicio.

Céntrate en un movimiento lento y controlado. Tus brazos siempre deben estar perpendiculares al suelo. Asegúrate de que tus rodillas estén siempre apuntando hacia las puntas de los pies. Concéntrate en tener siempre tu peso en toda la planta de los pies. Tu cabeza y pecho siempre deben mirar hacia adelante.

Patada de glúteo hacia atrás con goma (explicación ejercicio pág 37)
4 series x 10-12 reps cada pierna
Descanso entre series: 1 minuto 30 segundos -2 minutos

Puente de glúteo y abductores con banda elástica arriba
4 series x 10-12 reps
Descanso entre series: 1 minuto 30 segundos -2 minutos

Puente de glúteo: explicación página 20. En esta modalidad debes colocar una miniband alrededor de la parte superior de las rodillas y tus manos a ambos lados de tus caderas. Al elevar la cadera, mantienes arriba, y contraes el suelo pelvico y el core mientras mantienes tu pecho levantado.

Contrayendo los glúteos, separa las rodillas lo más fuerte que puedas. Mantén el esfuerzo durante dos segundos, acercas las rodillas y vuelves a la posición inicial.

Jalón dorsal con banda elástica (espalda)
5 series x 10-12 reps
Descanso entre series: 1 minuto 30 segundos -2 minutos

Siéntate en un banco o taburete frente a una espaldera (o algo donde puedas enganchar la banda) con una banda elástica unida a la parte superior. Agarra los extremos de la banda utilizando un agarre neutro. Contrae el suelo pelvico y el core mientras mantienes tu pecho levantado.

Retrae los omoplatos elevando el pecho hacia arriba. Contrayendo los músculos de la espalda, tira de la banda hacia abajo hasta que tus manos casi toquen las costillas mientras exhalas. Vuelve a la posición inicial con un movimiento suave mientras inhalas.

Curl de bíceps con mancuerna con apoyo en el muslo
5 series x 10-12 reps cada brazo
Descanso entre series: 1 minuto 30 segundos -2 minutos

Siéntate en un banco o silla, agarra la mancuerna con la mano derecha y coloca el codo contra la parte interna de tu muslo. El brazo debe estar recto y perpendicular al suelo. Dobla completamente el codo con la ayuda de la otra mano si te hace falta porque hayas puesto mucho peso. Extiende el codo lentamente quitando la mano de ayuda. Repite el movimiento la cantidad especificada de repeticiones y luego cambia de lado y repite con el otro brazo.

Mientras haces el ejercicio, mueve solo la articulación del codo, asegúrate de no mover ninguna otra parte del cuerpo.

DIA 2

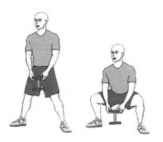

4 series
x 10-12 reps

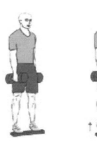

4 series
x 12-15 reps

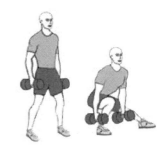

4 series x 10
reps cada pierna

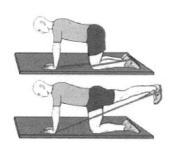

4 series x 10-12
reps cada pierna

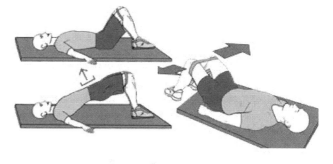

4 series
x 10-12 reps

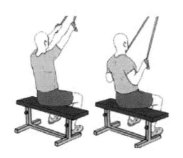

5 series
x 10-12 reps

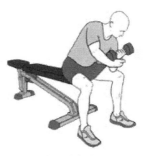

5 series x
10-12 reps cada brazo

DÍA 3 (imagen página 53)

Extensión de brazos tumbado en banco (tríceps) (explicación ejercicio página 35)
3 series x 10-12 reps
Descanso entre series: 1 minuto 30 segundos -2 minutos

Press militar sentado (hombros)
3 series x 10-12 reps
Descanso entre series: 1 minuto 30 segundos -2 minutos

Sujeta una mancuerna en cada mano, con las mancuernas a la altura de los hombros, contrae la cintura y lleva directo el peso sobre la cabeza hasta dejar los brazos estirados. Vuelve lentamente al punto de partida. Al bajar no lo hagas más abajo de la posición de partida, ya que si no desplazas la carga a los brazos y no a los hombros. Mantén el tronco recto. Las piernas debes tenerlas quietas, apoyadas en el suelo. Si al elevar las mancuernas levantas las piernas o los glúteos es porque estás cargando más peso del que puedes levantar para hacer correctamente el ejercicio. Para aislar el trabajo en los hombros, que es de los que se trata en este ejercicio, debes realizar correctamente la técnica.

Dips en banco (tríceps) (explicación ejercicio página 40)
3 series x 10-12 reps
Descanso entre series: 1 minuto 30 segundos -2 minutos

Elevación lateral de hombro con mancuerna en banco inclinado
3 series x 10-12 reps
Descanso entre series: 1 minuto 30 segundos -2 minutos

Siéntate en un banco inclinado de 30º o 45º y recuéstate sobre el lado derecho. Agarra la mancuerna con la mano izquierda. Descansa la cabeza sobre el brazo derecho para una posición más cómoda. Con el codo izquierdo en contacto con tu cuerpo, dóblalo alrededor de 90º.

En un movimiento semicircular, levanta la mancuerna hacia el techo mientras exhalas. Asegúrate de no doblar el codo. Vuelve a la posición inicial con un suave movimiento mientras inhalas. Repite el movimiento la cantidad especificada de repeticiones y luego cambia de lado y repite con el otro brazo. Mientras haces el ejercicio, mueve solo los brazos, asegúrate de no mover ninguna otra parte del cuerpo.

Zancada con disco sobre la cabeza
3 series x 10-12 reps
Descanso entre series: 1 minuto 30 segundos -2 minutos

Agarra el disco con las dos manos, como si fuera un volante y lo elevas por encima de la cabeza con los brazos estirados a la vez que realizas la zancada hacía adelante. Los codos se tienen que mantener en la medida de lo posible bloqueados, el abdomen bien apretado. Con este ejercicio se trabajan cuádriceps, glúteo, tríceps, dorsales y abdominales.

Sentadilla y press de hombros con mancuernas
3 series x 10-12 reps
Descanso entre series: 1 minuto 30 segundos -2 minutos

De pie, separa los pies a la anchura de los hombros y pon los dedos de los pies ligeramente hacia fuera. Coge las mancuernas a los lados de los hombros mientras mantienes los codos doblados y en línea con el torso. Las manos deben estar ligeramente más separadas que el ancho de los hombros. Contrae el suelo pelvico y el core mientras mantienes el pecho levantado.

Dobla las rodillas y mueve el trasero hacia atrás, baja las piernas hasta que los muslos queden paralelos al suelo mientras inhalas. En un movimiento rápido, regresa a la posición inicial presionando principalmente desde los talones mientras exhalas. Extiende los brazos para empujar las mancuernas hacia arriba hasta que los codos estén extendidos pero no bloqueados. Baja lentamente el peso hasta que tus manos estén justo por encima de los hombros. Mantén una tensión constante en los hombros.

Asegúrate de que las rodillas estén siempre apuntando hacia las puntas de los pies. Concéntrate en tener siempre tu peso en toda la planta de los pies. La cabeza y pecho siempre deben mirar hacia adelante.

Encogimiento de tronco y piernas
3 serie x máximas repeticiones posibles
Descanso entre series: 1 minuto 30 segundos -2 minutos

Acuéstate de espaldas con las piernas extendidas y ligeramente separadas del suelo. A través de tus abdominales, levántate y al mismo tiempo mueve las rodillas hacia el torso mientras exhalas. Asegúrate de poder mantener esta posición durante 1 segundo. Vuelve a la posición inicial con un suave movimiento mientras inhalas. Céntrate en un movimiento lento y controlado.

Plancha lateral (explicación ejercicio página 21)
2 series x tiempo
Descanso entre series: 1 minuto 30 segundos

Plancha (explicación ejercicio página 21)
2 series x tiempo
Descanso entre series: 1 minuto 30 segundos

DIA 3

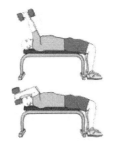
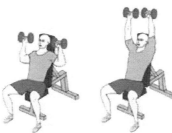
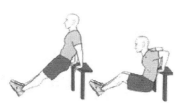

3 series
x 10-12 reps

3 series
x 10-12 reps

3 series
x 10-12 reps

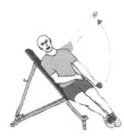
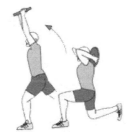
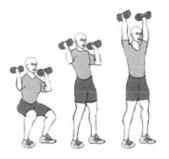

3 series
x 10-12 reps
cada brazo

3 series
x 10-12 reps

3 series
x 10-12 reps

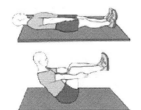
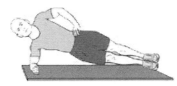
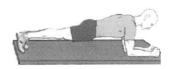

3 series x
máximas reps

2 series x
tiempo (seg/min)

2 series x
tiempo (seg/min)

DÍA 4   (imagen página 55)

Peso muerto sumo con barra (explicación ejercicio página 37)
4 series x 10-12 reps
Descanso entre series: 1 minuto 30 segundos -2 minutos

Sentadillas con mancuernas (explicación ejercicio página 34)
4 series x 10-12 reps
Descanso entre series: 1 minuto 30 segundos -2 minutos

Sentadilla búlgara (explicación ejercicio página 37)
4 series x 10-12 reps cada pierna
Descanso entre series: 1 minuto 30 segundos -2 minutos

Hip thrust con barra (explicación ejercicio página 34 añadiendo barra en la cadera)
4 series x 10-12 reps cada pierna
Descanso entre series: 1 minuto 30 segundos -2 minutos

Patada de glúteo (explicación ejercicio página 46)
3 series x máximas reps posibles
Descanso entre series: 1 minuto 30 segundos -2 minutos

Ketllebell remo a una mano (espalda)
5 series x 10-12 reps cada brazo
Descanso entre series: 1 minuto 30 segundos -2 minutos

Situate un paso adelante con la pierna izquierda y agarra la kettlebell con la mano derecha. La pierna derecha debe estar detrás de ti con la rodilla extendida. Manteniendo el arco natural de la espalda, inclínate hacia adelante hasta que el torso quede paralelo al suelo. Puedes doblar ligeramente la rodilla izquierda. Contrae el suelo pelvico y el core mientras mantienes tu pecho mirando hacia el suelo.

Retrayendo el omóplato, levanta la kettlebell hacia el lado de tu pecho mientras exhalas. Mientras haces el ejercicio, mueve solo el brazo, asegúrate de no mover ninguna otra parte del cuerpo. Vuelve a la posición inicial con un suave movimiento mientras inhalas. Repite el movimiento la cantidad especificada de repeticiones y luego cambia de lado y repite con el otro brazo.

Curl de bíceps alterno en banco inclinado (explicación ejercicio página 38)
5 series x 10-12 reps cada brazo de forma alterna
Descanso entre series: 1 minuto 30 segundos -2 minutos

DIA 4

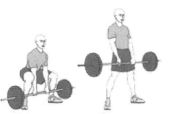

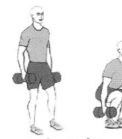

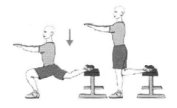

4 series
x 10-12 reps

4 series
x 10-12 reps

4 series
x 10-12 reps
cada pierna

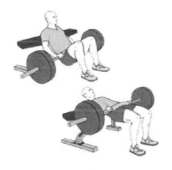

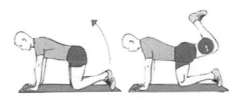

4 series
x 10-12 reps

3 series x máximas
reps cada pierna

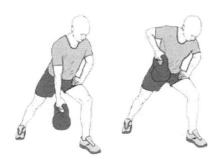

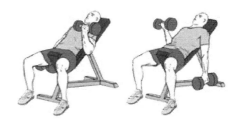

5 series x
10-12 reps cada brazo

5 series x 10-12 reps
cada brazo

Rutinas para hacer en el gym

RUTINA 1

DÍA 1   (imagen página 59)

Prensa de pierna inclinada
4 series x 10-12 reps
Descanso entre series: 1 minuto 30 segundos -2 minutos

Colócate con la espalda bien apoyada en el respaldo de la máquina llamada prensa, inclinada a 45 grados y los pies sobre la plataforma que debes empujar, medianamente separados entre sí. Quita los soportes laterales del peso y empuja la plataforma con las piernas para dejar casi extendidas las mismas. Desde allí, inspira y con las rodillas desbloqueadas flexiona las piernas hasta que los muslos lleguen lo más cercano posible de la caja torácica sin sobrepasar el ángulo de 90 grados con las piernas. Lentamente regresa a la posición inicial sin extender por completo las rodillas y exhala al final del movimiento.

Extensión de piernas en máquina
4 series x 10-12 reps
Descanso entre series: 1 minuto 30 segundos -2 minutos

Para evitar dolores, la clave está en no llegar a bloquear la rodilla en el punto más alto y en no superar los 90 grados de flexión de la rodilla en el punto más bajo. Por lo tanto, sube el peso hasta acercarte a la extensión de pierna completa pero nunca llegues a ese punto y cuando bajes el peso no superes el ángulo recto de flexión de la rodilla. Este ejercicio es un trabajo magnífico para los cuádriceps. Aisla totalmente el trabajo en estos músculos.

Curl femoral en máquina tumbado
4 series x 10-12 reps
Descanso entre series: 1 minuto 30 segundos -2 minutos

Para comenzar el ejercicio debes colocarte en la máquina específica para su realización, tumbada boca abajo con los tobillos justo debajo de los cojines y las manos sujetando los agarres que se encuentran debajo del banco de apoyo. Comienza inspirando mientras flexionas las rodillas para elevar con los tobillos el peso cargado. Espira cuando la rodilla está flexionada y los talones se encuentran cerca de los glúteos y comienza a regresar a la posición inicial controlando el movimiento.

Los músculos que mayor participación tienen en este movimiento son los isquiotibiales o femorales. Trabaja la porción larga y corta del bíceps crural, el semitendinoso y semimembranoso.

Puente de glúteo con carga
4 series x 10-12 reps
Descanso entre series: 1 minuto 30 segundos -2 minutos

(explicación ejercicio página 20). Diferencia: coloca una carga (disco,mancuerna, etc) sobre tu abdomen bajo.

Extensión de tríceps de pie en polea
5 series x 10-12 reps
Descanso entre series: 1 minuto 30 segundos -2 minutos

Ponte de pie frente al aparato de polea alta, y habiendo seleccionado el peso a utilizar, debes tomar con las manos el mango de manera que las palmas miren al suelo. Con los brazos pegados al torso y los codos siempre alineados con el cuerpo, comienza el movimiento. Realiza una extensión de los codos, llevando el mango de la polea hacia abajo, sin despegar los codos de los lados del cuerpo y únicamente movilizando el antebrazo. Espira al final del movimiento y regresa lentamente a la posición inicial.

Press militar de hombros sentado en máquina
5 series x 10-12 reps
Descanso entre series: 1 minuto 30 segundos -2 minutos

Siéntate en una banca con respaldo, colocada justo por debajo de la barra de pesas de una máquina smith. Toma la barra con un doble agarre en pronación justo por encima de los hombros, y separa las manos un poco más que la distancia entre los hombros. Sujeta la barra y empújala hacia arriba hasta que los brazos queden totalmente estirados. Haz una pausa en el punto máximo, luego bájala hasta la posición inicial.

Elevación de piernas en paralelas
3 series x 10-15 reps
Descanso entre series: 1 minuto 30 segundos -2 minutos

Colocate de espaldas sobre la máquina y apoya los antebrazos y codos sobre los cojines de la misma. Con la espalda apoyada por completo sobre el respaldar, despega los pies del suelo y flexiona las rodillas a 90 grados para comenzar el ejercicio. Desde esta posición inspira y eleva las rodillas en dirección al pecho curvando levemente la columna para contraer la banda abdominal. Espira y regresa lentamente a la posición inicial sin descender completamente los pies al suelo. Las rodillas nunca deben tomar impulso ni pasar el ángulo de 90 grados respecto al tronco, de lo contrario, podemos despegar la columna lumbar del respaldo y dañar dicha zona del cuerpo.

Para progresar en este ejercicio puedes hacerlo con piernas extendidas, pero requiere de una gran flexibilidad de los flexores de caderas e isquiotibiales.

Con este ejercicio se trabaja el recto abdominal y los oblicuos.

Plancha lateral con torsión
3 series x 10-12 reps
Descanso entre series: 1 minuto 30 segundos -2 minutos

Coloca los pies juntos en las manijas de un trx que esté a unos 30 cm del suelo. Acuéstate de lado y coloca el codo derecho debajo del hombro. Estira las piernas y junta los pies. Apoya tu peso sobre los pies y el codo derecho levantando las caderas. Pon la mano izquierda apuntando al techo. Lleva la mano derecha por debajo del cuerpo hacia el lado izquierdo lo más que puedas. Exhala durante el movimiento. Vuelve a la posición inicial con un suave movimiento mientras inhalas. Repite el movimiento la cantidad especificada de repeticiones y luego hazlo hacia el otro lado. No dejes que las caderas caigan.

Plancha (explicación ejercicio página 21)
3 series x tiempo
Descanso entre series: 1 minuto 30 segundos -2 minutos

DIA 1

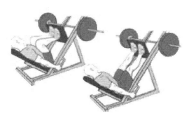

4 series
x 10-12 reps

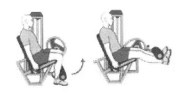

4 series
x 10-12 reps

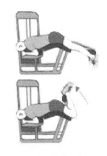

4 series
x 10-12 reps

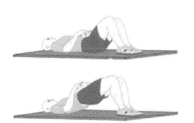

4 series
x 10-12 reps

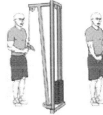

5 series
x 10-12 reps

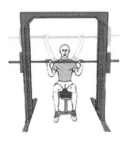

5 series
x 10-12 reps

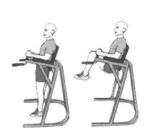

3 series
x 10-15 reps

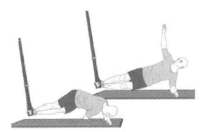

3 series
x 10-12 reps

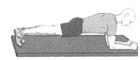

3 series x
tiempo (seg/min)

DÍA 2   (imagen página 62)

Hip thrust (explicación ejercicio página 34)
4 series x 10-12 reps
Descanso entre series: 1 minuto 30 segundos -2 minutos

Abducción de cadera en máquina sentado (glúteos)
4 series x 10-12 reps
Descanso entre series: 1 minuto 30 segundos -2 minutos

Siéntate en la máquina y coloca los pies en la plataforma provista para cada pie. Descansa la espalda y la cabeza sobre la almohadilla trasera. Agarra las manillas. Contrae el suelo pelvico y el core mientras mantienes el pecho levantado.

Presiona contra las almohadillas con las piernas para separarlas lo más posible entre sí mientras exhalas. Vuelve a la posición inicial con un movimiento suave mientras inhalas, evitando que los pesos en movimiento toquen el resto de las placas.

Se trabaja glúteos y flexores de cadera.

Extensión de glúteos en máquina en cuadrupedia
4 series x 15 reps cada pierna
Descanso entre series: 1 minuto 30 segundos -2 minutos

Colocate en cuadrupedia en la máquina de patada de glúteos. Las rodillas deben estar debajo de las caderas y las manos debajo de los hombros. Retrae los omoplatos. Contrae el suelo pélvico y el core. Coloca toda la planta del pie derecho en la plataforma de la máquina.

Extiende la cadera y mueve el talón derecho hacia el techo mientras exhalas. Vuelve a la posición inicial con un suave movimiento mientras inhalas. Repite el movimiento la cantidad especificada de repeticiones, luego cambia de lado y repite con la otra pierna. Asegúrate de mover la pierna y no la espalda.

Céntrate en apretar la columna todo el tiempo usando los músculos del core. Se trabaja principalmente el glúteo mayor.

Peso muerto sumo con mancuerna o Ketbell   (explicación ejercicio página 23)
4 series x 10-12 reps
Descanso entre series: 1 minuto 30 segundos -2 minutos

Abducción cadera en cuadripedia (glúteos) (explicación ejercicio página 37)
3 series x máximas repeticiones posibles cada pierna
Descanso entre series: 1 minuto 30 segundos -2 minutos

Jalón con polea alta agarre neutro
5 series x 10-12 reps
Descanso entre series: 1 minuto 30 segundos -2 minutos

Siéntate en una máquina con una barra V unida a la polea alta. Bloquea el cojín de los muslos justo encima de las rodillas. Agarra la barra con un agarre neutro. Contrae el suelo pelvico y el core mientras mantienes el pecho levantado. Mueve el torso hacia atrás unos 15° desde la línea vertical.

Retrae los omoplatos elevando el pecho hacia arriba. Contrayendo los músculos de la espalda, tira del cuerpo hacia arriba hasta que la barbilla sobrepase la barra V mientras exhalas. Vuelve a la posición inicial con un movimiento suave mientras inhalas, evitando que los pesos en movimiento toquen el resto de la placas.
Asegúrate de que los hombros están lejos de las orejas cuando realices el descenso de la barra.

Se trabajan los dorsales y los trapecios medio e inferior (espalda).

Curl de bíceps a una mano en banco scott
5 series x 10-12 reps
Descanso entre series: 1 minuto 30 segundos -2 minutos

Agarra la mancuerna con la mano derecha con un agarre en posición supina y siéntate en el banco. El pecho y la parte superior del brazo deben estar colocados contra las almohadillas. Sostén la pesa frente a la barbilla con el codo flexionado. Contrae el suelo pelvico y el core.

Baja lentamente la mancuerna hasta que el codo esté completamente extendido mientras inhalas. Usando los bíceps, dobla el codo para mover la pesa hacia arriba hasta que el bíceps esté completamente contraído mientras exhalas. Repite el movimiento la cantidad especificada de repeticiones y luego cambia de lado y repite con el otro brazo.

Mientras haces el ejercicio, mueve solo la articulación de los codos, asegúrate de no mover ninguna otra parte del cuerpo.

No sólo se trabajan los bíceps, sino también los antebrazos.

DIA 2

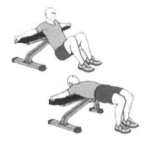
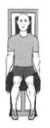
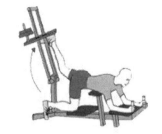

**4 series
x 10-12 reps**

**4 series
x 10-12 reps**

**4 series
x 15 reps
cada pierna**

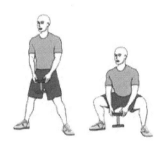
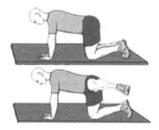

**4 series
x 10-12 reps**

**3 series x máximas
reps posibles cada pierna**

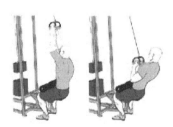
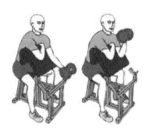

**5 series
x 10-12 reps**

**5 series x
10-12 reps cada brazo**

DÍA 3 (imagen página 64)

Extensión de triceps con cable-polea apoyado en banco plano
4 series x 10-12 reps
Descanso entre series: 1 minuto 30 segundos -2 minutos

Agarra la barra de polea con un agarre prono y arrodíllate en el suelo entre el banco y la polea. Coloca los codos en el banco, la cabeza entre los hombros y los codos completamente doblados. Contrae el suelo pelvico y el core mientras mantienes el pecho levantado. Contrayendo los tríceps, extiende completamente los codos mientras exhalas. Asegúrate de que sólo mueves los antebrazos. Vuelve a la posición inicial con un suave movimiento mientras inhalas. Los pesos en movimiento no deberían tocar el resto de las placas.

Extensión de tríceps con barra, acostado (explicación ejercicio página 40)
4 series x 10-12 reps
Descanso entre series: 1 minuto 30 segundos -2 minutos

Press arnold (hombros) (explicación ejercicio página 35)
4 series x 10-12 reps
Descanso entre series: 1 minuto 30 segundos -2 minutos

Elevación de brazos frontal (hombros) (explicación ejercicio página 40)
4 series x 10-12 reps
Descanso entre series: 1 minuto 30 segundos -2 minutos

Bicicleta estática (explicación diversos entrenamientos página 41)
1 serie x tiempo

Rueda abdominal (explicación ejercicio página 35)
3 series x máximas reps posibles
Descanso entre series: 1 minuto 30 segundos – 2 minutos

Plancha lateral (explicación ejercicio página 21)
2-3 series x tiempo
Descanso entre series: 1 minuto 30 segundos – 2 minutos

Plancha (explicación ejercicio página 21)
2-3 series x tiempo
Descanso entre series: 1 minuto 30 segundos – 2 minutos

DIA 3

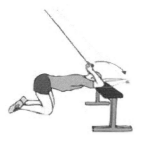

**4 series
x 10-12 reps**

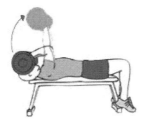

**4 series
x 10-12 reps**

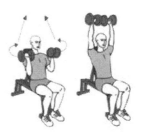

**4 series
x 10-12 reps**

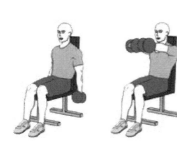

**4 series
x 10-12 reps**

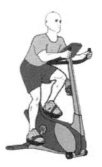

**1 serie
x tiempo**

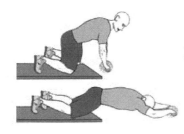

**3 series x
máximas reps**

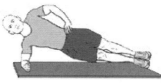

**2/3 series x
tiempo (seg/min)**

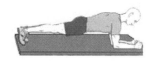

**2/3 series x
tiempo (seg/min)**

DÍA 4   (imagen página 67)

Sentadilla con barra (explicación ejercicio página 43)
4 series x 10-12 reps
Descanso entre series: 1 minuto 30 segundos -2 minutos

Peso muerto con barra (explicación ejercicio página 43)
4 series x 10-12 reps
Descanso entre series: 1 minuto 30 segundos -2 minutos

Extensión de gemelos sentado en máquina
4 series x 10-12 reps
Descanso entre series: 1 minuto 30 segundos -2 minutos

Siéntate en la máquina de levantamiento de gemelos y coloca las puntas de los pies en la plataforma, dejando los talones sin soporte. Ajusta la palanca de la almohadilla para colocar la parte inferior de los muslos debajo de ella. Levanta ligeramente la palanca empujando los talones hacia arriba y suelta la barra de seguridad. Contrae el suelo pélvico y el core mientras mantienes el pecho levantado. Empuja los talones hacia arriba tanto como puedas mientras exhalas. Vuelve a la posición inicial con un movimiento suave mientras inhalas. Tu cabeza y pecho siempre deben mirar hacia adelante.

Hip thrust a 1 pierna (explicación ejercicio página 43)
4 series x 10-12 reps cada pierna
Descanso entre series: 1 minuto 30 segundos -2 minutos

Abducción de cadera con cable-polea de pie (glúteos)
4 series x 10-12 reps cada pierna
Descanso entre series: 1 minuto 30 segundos -2 minutos

Coloca una correa de tobillo en una polea de cable baja y enganchala al tobillo derecho. Agarra el poste con la mano izquierda sin tocar el cable. La pila de pesas debe estar a tu lado izquierdo. La pierna derecha debe comenzar frente a la izquierda. Dobla ligeramente las rodillas. El cable debe tener tensión antes de comenzar el ejercicio. Contrae el suelo pélvico y el core. Contrayendo el glúteo, separa completamente la pierna derecha de la otra mientras exhalas. Asegúrate de mover solo la pierna derecha. Vuelve a la posición inicial con un movimiento suave. Repite el movimiento la cantidad especificada de repeticiones y luego cambia de lado y repite con la otra pierna. Asegúrate de no mover ninguna otra parte del cuerpo, prestando especial atención a los músculos abdominales.

Patada de glúteo en polea baja
3 series x máximas reps posibles cada pierna
Descanso entre series: 1 minuto 30 segundos -2 minutos

Sujeta uno de los tobillos a la polea baja. Colócate frente a la máquina y sujeta los mangos con la espalda erguida y la pelvis inclinada levemente hacia adelante.

La pierna que tienes atada a la polea debes elevarla haciendo resistencia. Eleva la pierna por la extensión de la cadera y evita la flexión de la rodilla. No muevas el torso durante el ejercicio y evita flexionar la rodilla al elevar el peso.

Las extensiones de cadera en polea baja trabajan los glúteos (principalmente mayor) y los isquiotibiales.

Remo en barra T
5 series x 10-12 reps
Descanso entre series: 1 minuto 30 segundos -2 minutos

Ponte de pie, con la barra T entre las piernas, las rodillas flexionadas ligeramente, el tronco a 45 grados y las manos en las asas laterales de la barra, de manera que las palmas miren hacia abajo, desde allí iniciarás el movimiento. Siempre conservando la espalda recta y el tronco flexionado, y sólo movilizando los brazos, inspira y flexiona los codos mientras tiras de la barra para acercarla al pecho, espira al final del movimiento y después regresa lentamente a la posición inicial mientras extiendes los brazos.

Este ejercicio trabaja los músculos localizados en la espalda, sobre todo, el dorsal ancho, el redondo mayor y deltoides posterior. También participan del ejercicio los flexores del brazo, el romboides, trapecio e infraespinoso.

Curl de bíceps con barra Z
5 series x 10-12 reps
Descanso entre series: 1 minuto 30 segundos -2 minutos

Colócate de pie con la barra EZ utilizando un agarre supino. Contrae el suelo pelvico y el core mientras mantienes el pecho levantado. Contrayendo los bíceps, dobla los codos totalmente mientras exhalas. Vuelve a la posición inicial con un suave movimiento mientras inhalas.

Mientras haces el ejercicio, mueve solo la articulación de los codos, asegúrate de no mover ninguna otra parte del cuerpo.

DIA 4

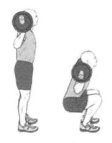
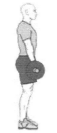

4 series
x 10-12 reps

4 series
x 10-12 reps

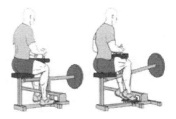

4 series
x 10-12 reps

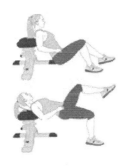

4 series
x 10-12 reps
cada pierna

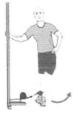

4 series
x 10-12 reps
cada pierna

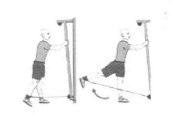

3 series x
máximas reps
cada pierna

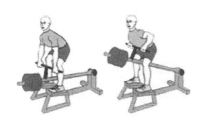

5 series
x 10-12 reps

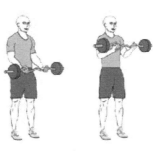

5 series
x 10-12 reps

RUTINA 2

DÍA 1   (imagen página 70)

Media sentadilla en máquina hack
4 series x 10-12 reps
Descanso entre series: 1 minuto 30 segundos -2 minutos

Colócate en la máquina (debajo de las almohadillas) con los pies en la plataforma a la anchura de los hombros y ligeramente delante de ti.   Agarra las asas laterales de la máquina. Asegúrate de que los pies estén completamente colocados en la plataforma, desde los talones hasta los dedos de los pies. Contrae el suelo pelvico y el core mientras mantienes el pecho levantado. Presiona la plataforma hasta que las piernas estén completamente extendidas (pero no bloqueadas) y luego retira las barras de seguridad.

Dobla las rodillas en un movimiento suave hasta que formen un ángulo de 90 grados mientras inhalas. Mantén 1 segundo. Empuja la plataforma desde los talones de los pies y vuelve a la posición inicial mientras exhalas.

Con este ejercicio se trabajan los cuádriceps, femorales y flexores de cadera.

Extensión de cuádriceps a una pierna
4 series x 10-12 reps cada pierna
Descanso entre series: 1 minuto 30 segundos -2 minutos

Coloca las piernas debajo de la almohadilla con los pies apuntando hacia delante. La almohadilla debe estar delante de los tobillos, con las rodillas a 90º, si no lo está, ajusta la máquina para ello. Contrae el suelo pélvico y el core mientras mantienes el pecho levantado. Agarra las manillas firmemente. Con el cuádriceps, extiende completamente la rodilla derecha mientras exhalas. Mantén 1 segundo. Vuelve a la posición inicial con un movimiento suave. Repite el movimiento la cantidad especificada de repeticiones y luego repite con la otra pierna. Mientras haces el ejercicio, mueve solo la articulación de la rodilla, asegúrate de no mover ninguna otra parte del cuerpo.

Aducción de cadera en máquina sentado
4 series x 10-12 reps
Descanso entre series: 1 minuto 30 segundos -2 minutos

Siéntate en la máquina y coloca los pies en la plataforma provista para cada pie. Ajusta la máquina para seleccionar la amplitud a la que vas a hacer el ejercicio. Selecciona el peso apropiado en la máquina. Descansa la espalda y la cabeza sobre la almohadilla trasera. Agarra las manillas. Contrae el suelo pélvico y el core mientras mantienes el pecho levantado. Presiona contra las almohadillas con las piernas para juntarlas mientras exhalas. Vuelve a la posición inicial con un movimiento suave mientras inhalas, evitando que los pesos en movimiento toquen el resto de la placas. Trabajas glúteos y flexores de cadera.

Hip trusth con barra (explicación ejercicio página 34)
5 series x 10-12 reps
Descanso entre series: 1 minuto 30 segundos -2 minutos

Extensión de brazos (tríceps copa) (explicación ejercicio página 26)
5 series x 10-12 reps
Descanso entre series: 1 minuto 30 segundos -2 minutos

Elevación lateral sentado en máquina (hombros)
5 series x 10-12 reps
Descanso entre series: 1 minuto 30 segundos -2 minutos

Siéntate en la máquina y coloca los pies planos en el suelo. Selecciona la resistencia apropiada en la máquina. Ajusta la altura del asiento de modo que las manijas estén alineadas con o por encima de la altura de los codos. Agarra las asas de modo que los codos queden alrededor de 90º. Contrae el suelo pelvico y el core mientras mantienes el pecho levantado. Levanta las asas hasta que los brazos estén paralelos al suelo mientras exhalas. Mientras haces el ejercicio, mueve solo los brazos, asegúrate de no mover ninguna otra parte del cuerpo. Vuelve a la posición inicial con un suave movimiento mientras inhalas.

Elevación de piernas flexionadas colgado en barra
4 series x 10-15 reps
Descanso entre series: 1 minuto 30 segundos -2 minutos

Agarra la barra de dominadas con las manos un poco más anchas que el ancho de los hombros y con las palmas hacia adelante. Contrae el suelo pélvico y el core mientras mantienes el pecho levantado. Mueve las rodillas hacia el torso hasta que los muslos estén paralelos al suelo mientras exhalas. Vuelve a la posición inicial con un suave movimiento.

Plancha lateral (explicación ejercicio página 21)
3 series x tiempo
Descanso entre series: 1 minuto 30 segundos -2 minutos

DIA 1

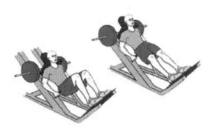

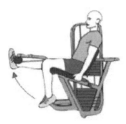

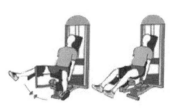

**4 series
x 10-12 reps**

**4 series
x 10-12 reps
cada pierna**

**4 series
x 10-12 reps**

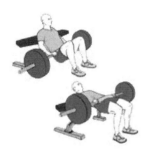

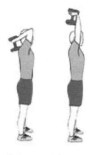

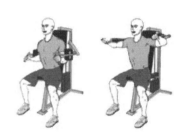

**5 series
x 10-12 reps**

**5 series
x 10-12 reps**

**5 series
x 10-12 reps**

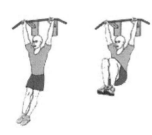

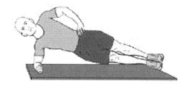

**4 series
x 10-15 reps**

**3 series x
tiempo (seg/min)**

<u>DÍA 2</u>   (imagen página 73)

Sentadilla búlgara (explicación ejercicio página 37)
4 series x 10-12 reps cada pierna
Descanso entre series: 1 minuto 30 segundos -2 minutos

Abducción de cadera en máquina sentado (glúteos) (explicación ejercicio página 60)
4 series x 10-12 reps
Descanso entre series: 1 minuto 30 segundos -2 minutos

Abducción de cadera con cable-polea de pie (glúteos) (explicación ejercicio página 65)
4 series x 15 reps cada pierna
Descanso entre series: 1 minuto 30 segundos -2 minutos

Extension de gluteos en maquina en cuadrupedia (explicación ejercicio página 60)
4 series x 10-12 reps cada pierna
Descanso entre series: 1 minuto 30 segundos -2 minutos

Extensión de gemelos en máquina de prensa horizontal
4 series x 10-15 reps
Descanso entre series: 1 minuto 30 segundos -2 minutos

Siéntate en la máquina y coloca la punta de los pies en la parte inferior de la plataforma a la anchura de los hombros. Agarra las asas laterales de la máquina. Contrae el suelo pélvico y el core mientras mantienes el pecho levantado. Empuja la plataforma hasta que las piernas estén completamente extendidas (pero no bloqueadas).

Bajando los talones, dobla los tobillos hasta que las pantorrillas estén completamente estiradas sin mover ninguna parte del cuerpo mientras inhalas. Extiende los tobillos tanto como sea posible contrayendo las pantorrillas mientras exhalas.

Dominadas de pie en máquina asistida
5 series x 10-12 reps
Descanso entre series: 1 minuto 30 segundos -2 minutos

Selecciona el peso apropiado en la máquina. Agarra la barra de dominadas con las manos un poco más anchas que el ancho de los hombros y con un agarre prono. Los codos deben estar completamente extendidos. Retrae los omoplatos elevando el pecho hacia arriba. Contrayendo los músculos de la espalda, tira del cuerpo hacia arriba hasta que la barbilla sobrepase la barra mientras exhalas. Vuelve a la posición inicial suavemente mientras inhalas.

Este ejercicio te va a servir para ir progresando a poder hacer dominadas, uno de los mejores ejercicios para trabajar tu espalda que existen. Si nunca has hecho dominadas, empieza con este ejercicio, con poco peso. Después, aparte de ir añadiendo peso, también puedes ir haciendo media dominada para ir completando la transición hasta la dominada.

Curl martillo de bíceps declinado
5 series x 10 reps cada brazo
Descanso entre series: 1 minuto 30 segundos -2 minutos

Toma un par de mancuernas usando un agarre neutral y túmbate sobre un banco inclinado con una inclinación de 45 grados apoyando el pecho al mismo. De esta forma tus brazos permanecerán colgados al frente del cuerpo lo que creará mayor tensión en el braquial. Moviendo solo los antebrazos sube el peso usando una flexión de codos. Procura no mover el resto del cuerpo. Cuando alcances el punto máximo realiza una pausa y baja las pesas hasta la posición inicial de forma que los brazos estén extendidos por completo nuevamente (pero no bloqueados).

Puedes hacerlo de esta forma o como se muestra en la imagen, de forma alterna entre cada brazo (primero uno y después otro). También puedes al subir la mancuerna girar la muñeca, y volver a girarla hacia la posición inicial mientras bajas la pesa (como se muestra en la imagen).

DIA 2

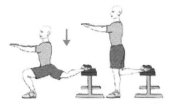 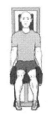 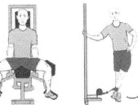 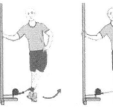

4 series   4 series   4 series
x 10-12 reps   x 10-12 reps   x 15 reps
cada pierna   cada pierna

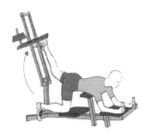 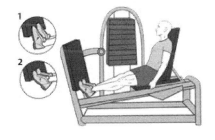

4 series x   4 series
10-12 reps cada pierna   x 10-15 reps

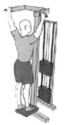 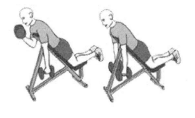

5 series   5 series x
x 10-12 reps   10 reps cada brazo

Extensión de tríceps de pie en polea (explicación ejercicio página57)
4 series x 10-12 reps
Descanso entre series: 1 minuto 30 segundos -2 minutos

Extensión de triceps a una mano con cable-polea
4 series x 10-12 reps cada brazo
Descanso entre series: 1 minuto 30 segundos -2 minutos

Colócate de pie con los pies a la anchura de los hombros. Debe haber un mango que esté unido a una polea alta. Agárralo con la mano derecha con tu codo a 90º. Utiliza un agarre prono. Mantén el codo pegado al cuerpo. Contrae el suelo pélvico y el core mientras mantienes el pecho levantado. Contrayendo el tríceps, extiende completamente el codo mientras exhalas. Asegúrate de que sólo mueves los antebrazos. Vuelve a la posición inicial con un suave movimiento mientras inhalas. Los pesos en movimiento no deben tocar el resto de las placas. Repite el movimiento la cantidad especificada de repeticiones y luego cambia de lado y repite con el otro brazo.

Press militar de hombros sentado en máquina (explicación ejercicio página 57)
4 series x 10-12 reps
Descanso entre series: 1 minuto 30 segundos -2 minutos

Elevación lateral de hombro con mancuerna en banco inclinado
(explicación ejercicio página 51)
4 series x 10-12 reps cada brazo
Descanso entre series: 1 minuto 30 segundos -2 minutos

Bicicleta estática (explicación diversos entrenamientos página 41)
1 serie x tiempo

Crunch invertido en TRX
3 series x 15 reps
Descanso entre series: 1 minuto 30 segundos -2 minutos

Coloca las manos directamente debajo de los hombros y, con los pies suspendidos en el aire, acerca las rodillas hacia el pecho. Si te duelen las muñecas, apoya los antebrazos en el suelo.

Plancha lateral con torsión (explicación ejercicio página 58)
3 series x 10-12 reps
Descanso entre series: 1 minuto 30 segundos -2 minutos

Plancha (explicación ejercicio página 21)
2 series x tiempo
Descanso entre series: 1 minuto 30 segundos -2 minutos

DIA 3

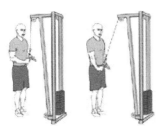

**4 series
x 10-12 reps**

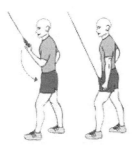

**4 series
x 10-12 reps
cada brazo**

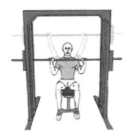

**4 series
x 10-12 reps**

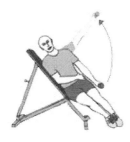

**4 series x
10-12 reps cada brazo**

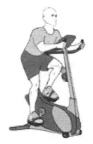

**1 serie
x tiempo**

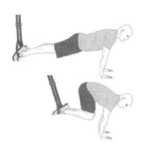

**3 series
x 15 reps**

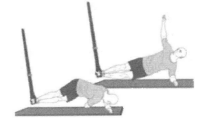

**3 series
x 10-12 reps**

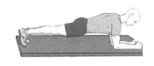

**2 series x
tiempo (seg/min)**

DÍA 4 (imagen página 77)

Press vertical de piernas en prensa
4 series x 10-12 reps
Descanso entre series: 1 minuto 30 segundos -2 minutos

Acuéstate en la máquina y coloca los pies en la plataforma, separados al ancho de los hombros. Asegúrate de que los pies estén completamente colocados en la plataforma, desde los talones hasta los dedos de los pies. Contrae el suelo pélvico y el core mientras mantienes el pecho levantado. Baja las barras de seguridad que sostienen la plataforma en su lugar y presiona la plataforma hasta que las piernas estén completamente extendidas (pero no bloqueadas). Baja la plataforma con un movimiento suave hasta que las rodillas formen un ángulo de 90 grados mientras inhalas. Aguanta 1 segundo. Empuja la plataforma desde los talones de los pies y vuelve a la posición inicial mientras exhalas.

Peso muerto sumo con mancuerna o Ketbell (explicación ejercicio página 23)
4 series x 10-12 reps
Descanso entre series: 1 minuto 30 segundos -2 minutos

Peso muerto con barra (explicación ejercicio página 43)
4 series x 10-12 reps
Descanso entre series: 1 minuto 30 segundos -2 minutos

Hip trusth con barra (explicación ejercicio página 34)
4 series x 10-12 reps
Descanso entre series: 1 minuto 30 segundos -2 minutos

Extension de glúteos en máquina en cuadrupedia (explicación ejercicio página 60)
4 series x 10-12 reps cada pierna
Descanso entre series: 1 minuto 30 segundos -2 minutos

Remo horizontal sentado con polea
5 series x 10-12 reps
Descanso entre series: 1 minuto 30 segundos -2 minutos

Siéntate, con las rodilla flexionadas y la espalda bien recta, toma el maneral con ambas manos para dar inicio al ejercicio. Los brazos en la posición inicial deben quedar extendidos, sujetados a la polea baja mediante el maneral y el torso debe quedar erguido. Sin movilizar el torso, tira del maneral llevando hacia atrás los codos mientras inspiras, hasta que el maneral quede justo frente al esternón. Después espira el aire mientras regresas las manos a la posición inicial mediante la extensión lenta de los brazos. Nunca debes curvar la espalda.

Curl de bíceps con barra Z (explicación ejercicio página 66)
5 series x 10-12 reps
Descanso entre series: 1 minuto 30 segundos -2 minutos

DIA 4

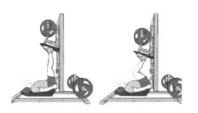

4 series
x 10-12 reps

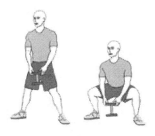

4 series
x 10-12 reps

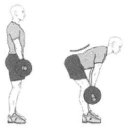

4 series
x 10-12 reps

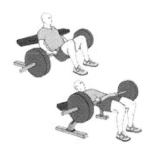

4 series
x 10-12 reps

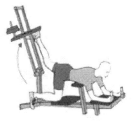

4 series
x 10-12 reps
cada pierna

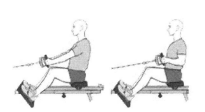

5 series
x 10-12 reps

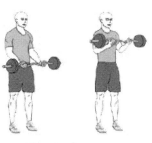

5 series
x 10-12 reps

Nivel avanzado

Si has pasado dos meses por cada rutina del nivel medio, éste es el nivel que te corresponde. Incluso aunque creas que no estás preparada porque no cargas con mucho peso las mancuernas, barras o máquinas, debes pasar ya a este nivel, ya que puedes seguir cargando poco peso e ir progresando poco a poco aumentando la carga.

En este nivel presentamos 6 rutinas, 3 para hacer en casa y 3 para hacer en el gym.

Previamente a explicar en cada rutina ejercicio a ejercicio, vamos a ver cómo debes realizar las distintas rutinas que te mostramos, cuánto tiempo has de hacerlas, el por qué de su estructura y cómo progresar sin cambiar de rutina:

Tiempos de descanso entre series:

En este nivel se debería intentar cargar más peso en las mancuernas, barras y máquinas. Si lo haces así entre serie y serie deberás descansar entre dos minutos y dos minutos y medio. Si no cargas mucho peso, descansa entre minuto y medio y dos minutos. Ése es el tiempo aconsejado. Ahora bien, conforme vayas subiendo de peso en las mancuernas o barra, necesitarás aumentar el tiempo de descanso, por los menos en la semana en que hayas aumentado la carga.

Si además pretendes bajar grasa, como mucho, descansa entre serie y serie dos minutos y medio, aunque no te aconsejamos más de dos, siendo lo ideal minuto y medio.

Número de series y repeticiones por ejercicio:

En cada día de cada rutina en la mayoría de ejercicios se fijan un mínimo de series (cuatro, aunque en algunos tres). Si optas por subir en algún ejercicio de serie, hazlo en ejercicios como la sentadilla, el peso muerto o el Hip trusth, es decir, aquellos ejercicios que reclutan mayor número de músculos.

Las repeticiones se fijan en su mayoría entre 10 y 12 repeticiones. Es lo ideal, recuerda que si puedes hacer más de 12 repeticiones sin esfuerzo alguno significa que debes incrementar el peso sí o sí. Acuérdate que las dos últimas repeticiones debe costarte hacerlas. Ése es el peso adecuado. Si por el contrario no puedes ni realizar 6 repeticiones, debes bajar el peso.

En este nivel se incluirán ejercicios que especificarán una carga, con un número de repeticiones determinado. En estos casos no es orientativo, tenlo presente.

Descanso entre entrenamientos:

La rutina consta de 4 días semanales de entrenamientos. No los hagas todos seguidos. Puedes hacer el primer día, descansar un día, hacer el día 2 y el día 3 en dos días consecutivos, descansar un día y finalmente hacer el día 4. La razón por la que puedes hacer en días consecutivos el día 2 y el día 3 es porque se trabajan grupos musculares distintos. ¿Puedes y quieres entrenar más días? Con estos 4 días es suficiente. Ten en cuenta que el músculo crece tras el estímulo del ejercicio en la fase de descanso. Si lo que buscas es también quemar grasa, haz uno o dos días (en los días que no hagas rutina) de cardio. Aunque se incluye cardio en las rutinas o bien para controlar el aumento de grasa si estás en fase de volumen (aumento de musculatura y por lo tanto con la nutrición orientada a ello) o en fase de crecimiento muscular lento y quema de grasa.

¿Cuánto tiempo puedo realizar cada rutina de las presentadas en este nivel?

Normalmente no se debe hacer la misma rutina más de dos – tres meses, progresando dentro de esa rutina (aumento de peso, series, repeticiones, etc...). Teniendo en cuenta que este nivel lo componen 3 rutinas, podrías estar entre 6 y 9 meses.

Por tanto, una vez hayas terminado estas rutinas con su correspondiente progreso, es hora de que tú misma con los conocimientos que has adquirido te elabores tus propias rutinas.

¿Cómo puedo progresar dentro de este nivel?

En primer lugar pasando de la rutina primera a la segunda (tanto en casa como en el gym). Eso sí, no pretendas agotar etapas antes de tiempo. Es decir, antes de pasar a la segunda rutina "exprime" bien la primera, progresa dentro de la primera rutina. Lo mismo ocurre con la segunda rutina, progresa bien antes de dar el salto a la tercera rutina.

Existen varias formas para progresar dentro de cada rutina sin pasar a la siguiente rutina.

1) Incrementar el peso de las mancuernas y/o barra: lo aconsejable es hacerlo cada dos semanas. Una forma efectiva es empezar con la carga adecuada para tí realizando 12 repeticiones. La semana que incrementes la carga realizas 10 repeticiones, la siguiente 12 repeticiones y al subir otra vez la carga haces nuevamente 10 repeticiones. Así sucesivamente. Si ves demasiado hacerlo cada dos semanas puedes hacerlo cada tres.

2) Aumentar el número de series: lo ideal es progresar subiendo la carga, pero llega un momento en que no es posible. Una forma de progreso es ir aumentando el número de series por ejercicio. Si hacías 4 series, aumenta a 5 series. Hazlo poco a poco, no incrementes a la vez las series en todos los ejercicios, sino por ejemplo 2 ejercicios a la semana.

3) Subir el número de repeticiones: al igual que con el aumento de series, subir el número de repeticiones por ejercicio es otra forma de progreso. Ahora bien, si eres capaz de hacer 20 repeticiones en una serie es hora de incrementar la carga de las mancuernas.

4) Reducir los tiempos de descanso: si estás descansando entre serie y serie 2 minutos, reducir una primera vez en 15 segundos y más adelante otros 15 segundos para quedarte en minuto y medio de descanso, es otra forma de progreso. De esta forma estarás aumentando el estrés metabólico a tus músculos, que unido al descanso es lo que los hace crecer.

Estructura de las rutinas presentadas

El día 1 se trabaja pierna (cuádriceps y los músculos de la pantorrilla). Finalizamos con cardio.

En el día 2 se trabaja principalmente el glúteo (todas sus partes), y de la pierna los isquiotibiales (femorales, etc) y los aductores. Terminamos trabajando los abdominales.

El día 3 lo dedicamos al trabajo de la parte superior: tríceps, hombros, espalda y bíceps. Finalizamos con trabajo de cardio.

El día 4 se trabaja la pierna completa y los glúteos, terminando con trabajo de abdominales.

Rutinas para hacer en casa

RUTINA 1

DÍA 1 (imagen página 82)

Sentadilla con barra (explicación ejercicio página 43)
5 series x 8-10 reps
Descanso entre series: 1 min 30 seg - 2 min / 2 min – 2 min 30 seg

Sentadilla con mancuerna con los talones elevados
4 series x 8-10 reps
Descanso entre series: 1 min 30 seg - 2 min / 2 min – 2 min 30 seg

Coge una mancuerna o una ketbell con las dos manos y ponte en la posición inicial: pies abiertos a la altura de los hombros, con las puntas de los pies ligeramente abiertas hacia afuera, sitúa los talones encima de un disco de pesas, mantén lo abdominales tensos y el tronco recto. Dobla las rodillas y empieza a bajar, controlando la bajada. Baja hasta formar un ángulo de 90º y vuelve a la posición inicial sin levantar lo talones del dico ni las puntas del suelo.

Subida a banco con mancuernas (explicación ejercicio página 23, añadiendo las pesas)
3 series x 10 reps cada pierna
Descanso entre series: 1 min 30 seg - 2 min / 2 min – 2 min 30 seg

Sentadilla sissy
3 series x 10-12 reps
Descanso entre series: 1 min 30 seg - 2 min / 2 min – 2 min 30 seg

Este magnífico ejercicio para trabajar nuestros cuádriceps consiste en llevar nuestras rodillas al suelo, como si nos fuésemos a arrodillar. Para mantener el equilibrio utilizaremos el respaldo del banco de pesas. Apoya tus manos en el banco y deja caer tus rodillas hacia el suelo, inclinando la espalda ligeramente hacia atrás, mientras tus talones se van despegando. Una vez bajes tus rodillas lo máximo posible, vuelve a la posición inicial extendiendo las rodillas. Puedes coger con una mano un disco para añadirle intensidad.

Elevación de gemelos de pie con mancuernas (explicación ejercicio página 48)
3 series x 10 reps
Descanso entre series: 1 min 30 seg - 2 min / 2 min – 2 min 30 seg

Bicicleta estática (explicación diversos entrenamientos página 41)
1 serie x tiempo

DIA 1

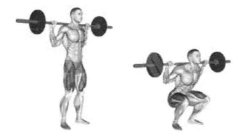 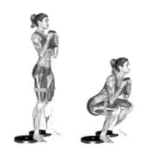

5 series
x 8-10 reps

4 series
x 8-10 reps

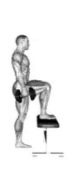 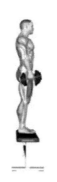 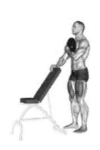 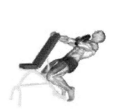

3 series x 10 reps
cada pierna

3 series
x 10-12 reps

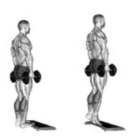 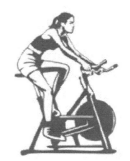

3 series x 10 reps

1 serie x tiempo

DÍA 2 (imagen página 84)

Hip Thrust (explicación ejercicio página 34)
5 series x 8-10 reps
Descanso entre series: 1 min 30 seg - 2 min / 2 min – 2 min 30 seg

Peso muerto sumo con mancuerna (explicación ejercicio página 23)
4 series x 8-10 reps
Descanso entre series: 1 min 30 seg - 2 min / 2 min – 2 min 30 seg

Peso muerto rumano con barra (explicación ejercicio página 43)
3 series x 10 reps
Descanso entre series: 1 min 30 seg - 2 min / 2 min – 2 min 30 seg

Hiperextensión invertida
3 series x máximas reps posibles
Descanso entre series: 1 min 30 seg - 2 min / 2 min – 2 min 30 seg

Se trata de un ejercicio aislado para trabajar nuestros glúteos. Empieza tumbada boca abajo en un banco o superficie elevada. Tus caderas deben estar justo en el borde del banco con las piernas colgando. Dobla las rodillas a 90 grados o mantenlas extendidas si tienes espacio suficiente. Aprieta los glúteos para elevar las piernas hasta formar una línea recta con el cuerpo. Baja con control hasta la posición inicial.

Elevación de piernas rectas tumbada en banco
3 series x 20 reps
Descanso entre series: 1 min 30 seg - 2 min

Colocate tumbada boca arriba en un banco, con la parte inferior de los glúteos fuera del banco. Eleva las dos piernas a la vez hacia arriba hasta formar un ángulo recto con tu tronco. Baja lentamente hasta la posición inicial. Repite. Haz la subida mucho más rápida que la bajada. La clave es hacer la bajada muy lenta.

Aunque trabaja toda la sección media, incidirá mucho en la parte inferior. Es muy importante no ondular con el cuerpo, éste has de mantenerelo quieto, si no, no estarás trabajando los abdominales.

Plancha (explicación ejercicio página 21)
2 series x tiempo
Descanso entre series: 1 minuto 30 segundos – 2 minutos

Plancha lateral (explicación ejercicio página 21, pero apoyando los pies en un banco)
2 series x tiempo
Descanso entre series: 1 minuto 30 segundos – 2 minutos

DIA 2

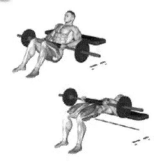 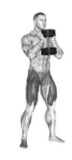

5 series
x 8-10 reps

4 series
x 8-10 reps

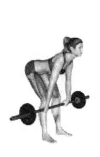 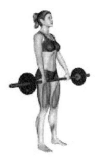

4 series x 10 reps

3 series
x max reps posibles

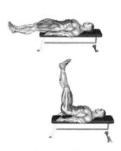 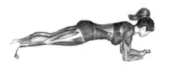 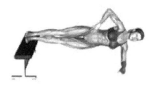

3 series
x 20 reps

2 series
x tiempo

2 series
x tiempo

<u>DÍA 3</u> (imagen página 87)

Remo con mancuernas
4 series x 10-12 reps
Descanso entre series: 1 min 30 seg - 2 min / 2 min – 2 min 30 seg

Baja con las mancuernas a posición de peso muerto rumano. Sujeta las mancuernas con las palmas hacia el suelo. Tira de las mancuernas hacia el pecho haciendo un remo y contrayendo los músculos de la espalda. Lleva de nuevo las mancuernas de forma controlada hasta las rodillas. Suelta aire al hacer el remo y coge aire al volver. Recuerda que es importante que mantengas la zona lumbar estable. Para ello debes de tener bien activos los abdominales. Como en todos los ejercicios de remo, debes de juntar las escápulas contrayendo los músculos de la espalda. Si las escápulas no las mueves bien te puedes hacer daño en la zona anterior del hombro. Es importante que el cuello vaya alineado con el resto de la espalda durante todo el ejercicio.

Remo con TRX
2 series x máximas reps posibles
Descanso entre series: 1 min 30 seg - 2 min / 2 min – 2 min 30 seg

Ajusta el TRX a la altura adecuada. Cuanto más cerca del suelo estés para comenzar el ejercicio, más resistencia (equivalente a más peso en una barra) habrá. Sujeta los manerales del TRX con la palma como si les dieras la mano. Estira los brazos y tira con los brazos hacia arriba, flexionando los codos. Vuelve a bajar y así sucesivamente. Recuerda contraer bien las escápulas cuando lleves tu cuerpo hacia arriba, no tires con los brazos. Para ello, mantén los codos alineados y concéntrate en el movimiento.

Press Arnold (explicación ejercicio página 35)
4 series x 10-12 reps
Descanso entre series: 1 min 30 seg - 2 min / 2 min – 2 min 30 seg

Press militar con barra de pie
2 series x máximas reps posibles
Descanso entre series: 1 min 30 seg - 2 min / 2 min – 2 min 30 seg

Agarra la barra (cargada), con las palmas hacia arriba, separando las manos a la anchura de los hombros. Súbela por encima de la cabeza manteniendo los codos hacia adentro hasta estirar del todo los brazos. No te impulses con los pies para subir la carga.

Extensión de brazos tumbada en banco (explicación ejercicio página 35)
4 series x 8-10 reps
Descanso entre series: 1 min 30 seg - 2 min / 2 min – 2 min 30 seg

Extenión de tríceps con barra acostado (explicación ejercicio página 40)
2 series x máximas reps posibles
Descanso entre series: 1 min 30 seg - 2 min / 2 min – 2 min 30 seg

Curl de bíceps en banco inclinado
4 series x 8-10 reps
Descanso entre series: 1 min 30 seg - 2 min / 2 min – 2 min 30 seg

Utiliza un banco inclinado con ángulo aproximado de 60 grados. Sujeta las mancuernas con las manos mirando hacia el cuerpo. Sube las mancuernas hasta los hombros y aprieta en la posición final. Baja el peso lentamente. No gires las muñecas durante el recorrido, esto impone un gran estrés sobre el braquial y la cabeza lateral del bíceps.

Curl de bíceps con barra (explicación ejercicio página 44)
2 series x máximas reps posibles
Descanso entre series: 1 min 30 seg - 2 min / 2 min – 2 min 30 seg

Ponle poco peso a la barra, se trata de hacer muchas repeticiones en cada serie.

Carrera en cinta de correr o en el exterior
1 serie x tiempo

Una vez vaciada nuestra musculatura de glucógeno tras la sesión de entrenamiento de fuerza, un cardio corto pero intenso provocará que quememos mucha cantidad de grasa. Por ejemplo, puedes realizar 10 minutos de carrera, empezando por dos minutos a un 50% -60% de velocidad, 6 minuto más al 80%, un minuto más al 100% (sprint) y el último minuto lo utilizas para ir descendiendo la velocidad hasta parar.

Preferible es realizar 10 minutos a este ritmo que 30 minutos a ritmo lento (trote). También puedes hacerlo en 15-20 minutos.

Lo importante es que ea una carrera a ritmo alto, en no mucho tiempo, para provocar que el cuerpo, al estar vacío de glucógeno, tenga que "tirar" de la última fuente de energía que le queda: la grasa.

Otro ejemplo de carrera puede ser alternar 1 minuto al 40% con 40 segundos al 100%, así hasta completar unos 12-15 minutos.

También puedes subir la inclinación de la máquina si corres en cinta para añadir resistencia y trabajo extra a tus piernas.

Por último, has de tener en cuenta la técnica correcta para correr:

1) Cabeza recta y hombros relajados.
2) Brazos formando un ángulo de 90 grados y ligeramente separados del tronco.
3) Columna recta (en línea con la cabeza) y cintura libre para acoplar su movimiento a la zancada.
4) Manos sueltas y relajadas.
5) Piernas semiflexionadas y zancada corta.

DIA 3

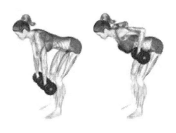 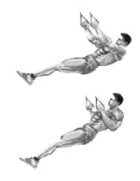 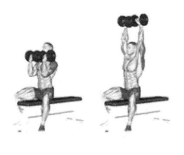

| 4 series x 10-12 reps | 2 series x max reps | 4 series x 10-12 reps |

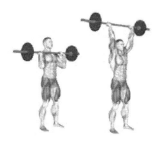 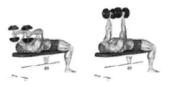 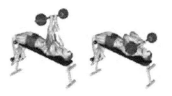

| 2 series x max reps | 4 series x 8-10 reps | 2 series x max reps |

  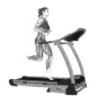

| 4 series x 8-10 reps | 2 series x max reps | 1 serie x tiempo |

DÍA 4 (imagen página 89)

Sentadilla a 1 pierna
4 series x 8-10 reps cada pierna
Descanso entre series: 1 min 30 seg - 2 min / 2 min – 2 min 30 seg

Colócate con los pies a la anchura de las caderas. Agarra la mancuerna con la mano contraria a la pierna con la que vas a realizar la sentadilla. Despega un pie del suelo adelantando ligeramente esa pierna y mantén el equilibrio con la otra. Haz una sentadilla llevando la cadera hacia atrás sin que se te vaya la rodilla hacia dentro y piensa en tocar el suelo con el talón del otro pie. Contrae fuerte el glúteo para volver a la posición inicial sin desestabilizarte.

Sentadilla búlgara con mancuernas
4 series x 8-10 reps cada pierna
Descanso entre series: 1 min 30 seg - 2 min / 2 min – 2 min 30 seg

Coloca el pie atrasado sobre un elemento alto (un step, el asiento de una silla, etc.) y las manos apoyadas sobre las caderas o estrechadas sobre el pecho. Flexiona ambas rodillas hasta que la pierna apoyada quede flexionada 90 grados y casi no toque el suelo.

Peso muerto rumano a 1 pierna (explicación ejercicio página 34)
3 series x 8-10 reps cada pierna
Descanso entre series: 1 min 30 seg - 2 min / 2 min – 2 min 30 seg

Puente de glúteo (explicación ejercicio página 20)
3 series x máximas reps posibles
Descanso entre series: 1 min 30 seg - 2 min / 2 min – 2 min 30 seg

Extensión de cadera con goma elástica
3 series x máximas reps posibles
Descanso entre series: 1 min 30 seg - 2 min / 2 min – 2 min 30 seg

Colocate de rodillas, con la espalad recta y apoyando los glúteos sobre los talones, con una banda elástica por la cintura atada a algún elemento fijo tras de tí. Manteniendo la espalda recta tira hacia adelante como si fueras a ponerte de pié con la cadera y muslos, contrayendo al final los glúteos. Baja lentamente hasta la posición inicial.

Rueda abdominal (explicación ejercicio página 35)
3 series x tiempo

Plancha (explicación ejercicio página 21)
2 series x tiempo

Plancha lateral (explicación ejercicio página 21, pero apoyando pies en un banco)
2 series x tiempo

DIA 4

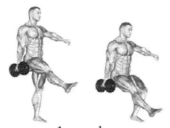

4 series
x 8-10 reps

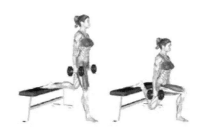

4 series
x 8-10 reps

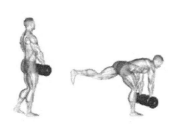

3 series x 8-10
reps cada pierna

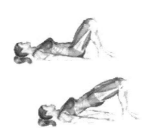

3 series x
max reps

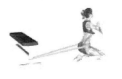
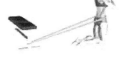

3 series x
max reps

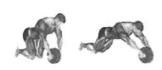

3 series
x tiempo

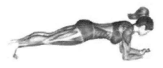

2 series
x tiempo

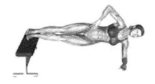

2 series
x tiempo

RUTINA 2

DÍA 1 (imagen página 92)

Sentadilla jefferson
5 series x 8-10 reps
Descanso entre series: 1 min 30 seg - 2 min / 2 min – 2 min 30 seg

Este tipo de sentadillas fortalece mucho las piernas y trabaja muy fuerte los glúteos. Puedes empezar a practicar con bajo peso. Coloca la barra cargada con peso en el suelo. Pon un pie delante y otro detrás de la barra. Tus pies deben de estar más abiertos que la anchura de tus hombros. Flexiona el cuerpo realizando una sentadilla para coger la barra. Con una mano utiliza agarre prono y con la otra mano, agarre supino. Ahora sube como lo harías tras realizar una bajada de sentadilla. Asegúrate que tus rodillas se flexionan, manteniendo el torso lo más recto posible.

Sentadilla de rodilla
4 series x 8-10 reps
Descanso entre series: 1 min 30 seg - 2 min / 2 min – 2 min 30 seg

Dado que se trata de un ejercicio de aislamiento, el grupo muscular principal son los glúteos. También involucra a otros músculos de las piernas como los isquiotibiales y los cuádriceps, pero en mucha menor medida. Coloca cualquier objeto acolchado en el suelo para situarte sobre el. La barra debe estar a una altura en la que puedas sacarla de los soportes sin demasiada dificultad. Arrodíllate en el suelo. Mantén la cabeza mirando hacia adelante, aprieta los glúteos y empuja las caderas hacia atrás hasta que estés sentado en tus gemelos. No dejes caer tu cuerpo. Utiliza un movimiento lento y controlado. Si dejas que los glúteos se relajen demasiado, las rodillas se llevarán la peor parte al realizar una flexión completa. Cuando llegues a los talones, debes usar la extensión de la cadera y empujar tu cuerpo hacia arriba. Continúa empujando hacia arriba hasta que estés en posición vertical con la espalda recta.

Sentadilla con mancuerna con los talones elevados (explicación ejercicio página 81)
3 series x 10-12 reps
Descanso entre series: 1 min 30 seg - 2 min / 2 min – 2 min 30 seg

Zancada lateral con barra
3 series x máximas posibles reps cada pierna
Descanso entre series: 1 min 30 seg - 2 min / 2 min – 2 min 30 seg

Colócate la barra sobre la espalda como si fueras a realizar una sentadilla clásica. De pie con los pies separados, haz un paso lateral que separe tu pie derecho del otro. Tus pies deben estar más anchos que el ancho de los hombros. Baja el cuerpo hacia el lado derecho doblando la rodilla y la cadera derecha, mientras mantienes la pierna izquierda ligeramente doblada. Vuelve a la posición inicial con un suave movimiento mientras inhalas. Repite el movimiento la cantidad especificada de repeticiones, luego cambia de lado y repite el ejercicio.

Elevación de gemelos sentado en banco con barra
3 series x 10 reps
Descanso entre series: 1 min 30 seg - 2 min / 2 min – 2 min 30 seg

Comienza sentada con la espalda plana y con la barra con sus discos (más o menos carga según tu te veas) apoyada sobre los muslos, justo por encima de las rodillas. Permaneciendo sentada, presiona a través de las puntas de los pies para levantar los talones y la mancuerna lo más alto posible. Haz una pausa aquí por un momento y luego baja lentamente los talones hasta el suelo.

Para obtener aún más beneficios de tus elevaciones de gemelo sentado, usa un mayor rango de movimiento. Sigue el paso anterior con las puntas de los pies sobre un plato de pesas o un libro grueso. Comienza y termina cada repetición con los talones en el suelo.

Bicicleta estática (explicación diversos entrenamientos página 41)
1 serie x tiempo

DIA 1

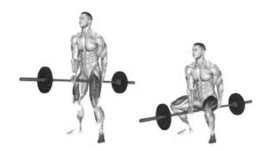

**5 series
x 8-10 reps**

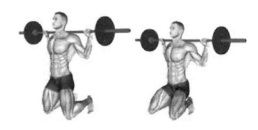

**4 series
x 8-10 reps**

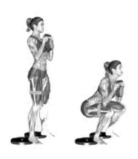

**3 series
x 10-12 reps**

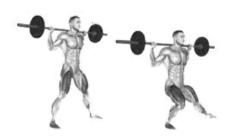

**3 series x max reps
cada pierna**

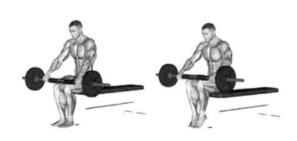

3 series x 10 reps

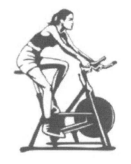

1 serie x tiempo

DÍA 2 (imagen página 94)

Hip Thrust (explicación ejercicio página 34)
5 series x 8-10 reps
Descanso entre series: 1 min 30 seg - 2 min / 2 min – 2 min 30 seg

Patada de glúteo (explicación ejercicio página 23, añadiendo goma entre las piernas)
5 series x 12 reps cada pierna
Descanso entre series: 1 min 30 seg - 2 min / 2 min – 2 min 30 seg

Sentadilla búlgara con mancuernas (explicación ejercicio página 88)
5 series x 8-10 reps cada pierna
Descanso entre series: 1 min 30 seg - 2 min / 2 min – 2 min 30 seg

Curl femoral tumabdo con mancuerna
3 series x máximas reps posibles
Descanso entre series: 1 min 30 seg - 2 min / 2 min – 2 min 30 seg

El curl femoral tumbado trabaja principalmente los isquiotibiales, pero también trabaja uno de los principales músculos del gemelo, el gastrocnemio. Tumbada sobre el banco, agarra con fuerza entre los dos pies la mancuerna y deja caer el peso lentamente hasta que tus rodillas estén completamente extendidas. Luego contrae los femorales para flexionar la rodilla y subir la mancuerna.

Crunch tumbada en banco inclinado
3 series x 20 reps
Descanso entre series: 1 min 30 seg - 2 min

Colocate tumbada boca arriba en un banco, con una inclinación del mismo según tu capacidad (cuanto más inclinado hacia el suelo mayor será el esfuerzo). Sujeta la cabeza con las manos. Para asegurarte que no tiras de la cabeza con las manos hacia adelante (se trata de hacerlo con las abdominales) no pongas las manos tras la nuca, sino más bien por los lados. Tira hacia arriba con las abdominales, manteniendo la cabeza y cuello rectos, así como la espalda.

Es muy importante no ondular con el cuerpo, éste has de mantenerelo quieto, si no, no estarás trabajando los abdominales.

Plancha (explicación ejercicio página 21)
2 series x tiempo
Descanso entre series: 1 minuto 30 segundos – 2 minutos

Plancha lateral (explicación ejercicio página 21, pero apoyando los pies en un banco)
2 series x tiempo
Descanso entre series: 1 minuto 30 segundos – 2 minutos

DIA 2

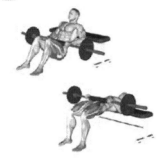

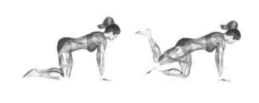

5 series
x 8-10 reps

5 series x 12 reps
cada pierna

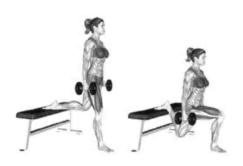

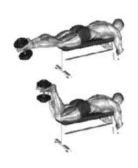

5 series x 8-10 reps
cada pierna

3 series
x max reps posibles

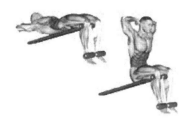

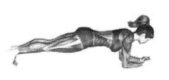

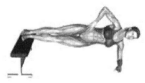

3 series
x 20 reps

2 series
x tiempo

2 series
x tiempo

DÍA 3 (imagen página 96)

Remo con mancuernas tumbada en banco inclinado
4 series x 10-12 reps
Descanso entre series: 1 min 30 seg - 2 min / 2 min – 2 min 30 seg

Coloca un banco inclinado a 30º. Coge las pesas, con las palmas hacia el suelo, siéntate en el banco y descansa el pecho sobre la almohadilla. La cabeza debe estar más alta que el banco. Los pies deben estar en el suelo y los brazos deben estar rectos. Retrayendo los omóplatos, levanta las mancuernas hacia los lados del pecho mientras exhalas. Mientras haces el ejercicio, mueve solo los brazos, asegúrate de no mover ninguna otra parte de tu cuerpo. Vuelve a la posición inicial con un suave movimiento mientras inhalas.

Estarás trabajando los trapecios y los dorsales.

Remo con TRX (explicación ejercicio página 85)
2 series x máximas reps posibles
Descanso entre series: 1 min 30 seg - 2 min / 2 min – 2 min 30 seg

Elevación frontal de hombro alterno sentado en banco
4 series x 10-12 reps cada brazo
Descanso entre series: 1 min 30 seg - 2 min / 2 min – 2 min 30 seg

Agarra las mancuernas en pronación o en forma neutral. Las mancuernas deben apoyarse junto a las manos sobre los muslos, ligeramente hacia los costados. Inspira y eleva cada brazo en forma alternada exhalando al finalizar cada movimiento. Los brazos deben elevarse hasta formar con el torso un ángulo de 90 grados o hasta la altura de los ojos, no más de allí, y siempre el codo debe estar ligeramente flexionado. Mantén la espalda recta y la mirada al frente, con el cuello recto. Es decir, aísla el trabajo en el hombro, no te balancees.

Este ejercicio trabaja los músculos del hombro, principalmente solicita el trabajo del deltoides anterior y el deltoides medio.

Press militar con barra de pie (explicación ejercicio página 85)
2 series x máximas reps posibles
Descanso entre series: 1 min 30 seg - 2 min / 2 min – 2 min 30 seg

Tríceps copa (explicación ejercicio página 26)
4 series x 8-10 reps
Descanso entre series: 1 min 30 seg - 2 min / 2 min – 2 min 30 seg

Extenión de tríceps con barra acostado (explicación ejercicio página 40)
2 series x máximas reps posibles
Descanso entre series: 1 min 30 seg - 2 min / 2 min – 2 min 30 seg

Curl de bíceps tipo martillo de pié
4 series x 8-10 reps
Descanso entre series: 1 min 30 seg - 2 min / 2 min – 2 min 30 seg

Coge las mancuernas con las palmas enfrentadas una con la otra. Con los pies separados a la anchura de los hombros, estabiliza el tronco, y flexiona las mancuernas hasta la altura de los hombros. Pausa arriba y baja lentamente. Si optas por hacer más repeticiones en un número elevado puedes hacer la bajada más rápida.

Curl de bíceps con barra (explicación ejercicio página 44)
2 series x máximas reps posibles
Descanso entre series: 1 min 30 seg - 2 min / 2 min – 2 min 30 seg

Ponle poco peso a la barra, se trata de hacer muchas repeticiones en cada serie.

Carrera en cinta de correr o en el exterior (explicación ejercicio página 86)
1 serie x tiempo

DIA 3

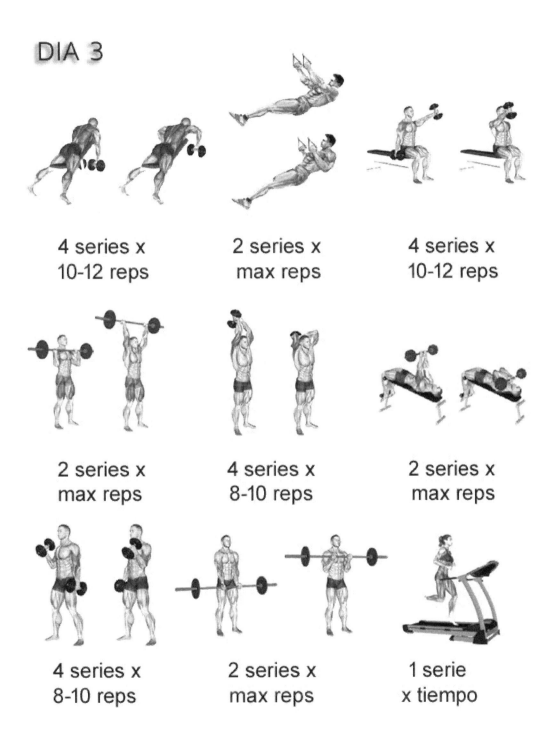

4 series x 10-12 reps	2 series x max reps	4 series x 10-12 reps

2 series x max reps	4 series x 8-10 reps	2 series x max reps

4 series x 8-10 reps	2 series x max reps	1 serie x tiempo

DÍA 4 (imagen página 98)

Sentadilla con barra (explicación ejercicio página página 43)
4 series x 8-10 reps
Descanso entre series: 1 min 30 seg - 2 min / 2 min – 2 min 30 seg

Peso muerto rumano con barra (explicación ejercicio página página 43)
4 series x 8-10 reps cada pierna
Descanso entre series: 1 min 30 seg - 2 min / 2 min – 2 min 30 seg

Peso muerto sumo con mancuerna o ketbell (explicación ejercicio página 23)
3 series x 10-12 reps
Descanso entre series: 1 min 30 seg - 2 min / 2 min – 2 min 30 seg

Patada de glúteo hacia atrás con goma
3 series x máximas reps cada pierna
Descanso entre series: 1 min 30 seg - 2 min

Colócate de pie y con la banda atada a la altura de los tobillos. Apoya las manos sobre un respaldo y gira el tronco hacia adelante de forma que forme un ángulo de 90º con las piernas. Lleva la pierna estirada hacia atrás cómo si dieras una patada y hasta que la banda lo permita. Vuelve a la posición inicial, despacio y dejando un poco de resistencia de la banda.

Patada de glúteo en cuadripedia (explicación ejercicio página 23, pero con pierna estirada)
3 series x máximas reps posibles cada pierna
Descanso entre series: 1 min 30 seg - 2 min / 2 min – 2 min 30 seg

Elevación de piernas rectas tumbada en banco (explicación ejercicio página 83)
3 series x 20 reps
Descanso entre series: 1 min 30 seg - 2 min

Plancha (explicación ejercicio página 21)
2 series x tiempo

Plancha lateral (explicación ejercicio página 21, pero apoyando pies en un banco)
2 series x tiempo

DIA 4

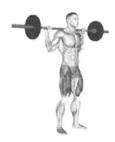 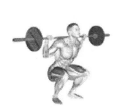

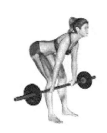 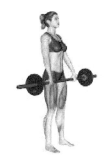

4 series
x 8-10 reps

4 series
x 8-10 reps

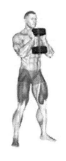 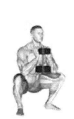

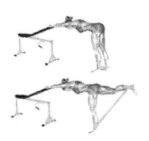

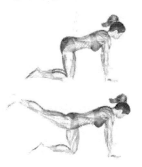

3 series
x 10-12 reps

3 series
x max reps

3 series
x max reps

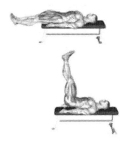

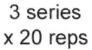

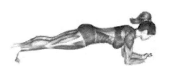

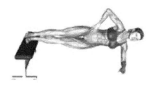

3 series
x 20 reps

2 series
x tiempo

2 series
x tiempo

RUTINA 3

DÍA 1 (imagen página 101)

Sentadilla frontal con barra
5 series x 8-10 reps
Descanso entre series: 1 min 30 seg - 2 min / 2 min – 2 min 30 seg

La principal diferencia entre la sentadilla clásica o trasera y la sentadilla frontal es que en esta última aumenta la activación de los extensores de rodilla porque la carga se desplaza todavía más hacia estos, y de esta misma manera se reduce la implicación de los músculos que articulan la cadera. Por este motivo es completamente normal desplazar menos peso en este ejercicio que en una sentadilla trasera con barra baja. Vale la pena que en este caso seas conservadora antes de sufrir cualquier daño. Este movimiento es más seguro que el de una sentadilla trasera, pero solo si se realiza correctamente.

Coloca la barra a la altura de la clavícula y los hombros sobre tus hombros y cruza los brazos para aumentar el control sobre la barra y la seguridad del movimiento. Con el torso erguido comienza la bajada de forma controlada. Cuando llegues a los noventa grados de flexión de rodilla o incluso hayas conseguido una sentadilla más profunda, comienza a realizar la fase concéntrica de manera rápida.

Sentadilla hack con barra
4 series x 8-10 reps
Descanso entre series: 1 min 30 seg - 2 min / 2 min – 2 min 30 seg

La sentadilla hack es una forma muy efectiva de poder trabajar los cuádriceps, y otra gran cantidad de músculos del tren inferior, sin la necesidad de contar con una máquina. Trabaja principalmente lo cuádriceps, pero de forma secundaria incide también en el Glúteo mayor, abductor mayor, sóleo, isquiotibiales, erector de la columna, trapecio medio, elevador de la escápula, trapecio alto, estabilizadores antagonistas,recto del abdomen y abdominales oblicuos.

Ponte de pie mientras sostienes la barra detrás de ti con los brazos extendido y los pies separados a la anchura de los hombros. El agarre debe estar a la misma anchura de los hombros con las palmas mirando hacia atrás. Manteniendo la cabeza y la espalda recta, ponte en cuclillas hasta que tus muslos estén paralelos al suelo. Inhala lentamente a medida que desciendes. Presionando con el talón y apretando los muslos vuelve hacia arriba a medida que exhalas.

Subida a banco de forma lateral con mancuernas
3 series x 10-12 reps cada pierna
Descanso entre series: 1 min 30 seg - 2 min / 2 min – 2 min 30 seg

Coloca un pie sobre una banca con la rodilla flexionada. Debes situarte de forma paralela al banco, no de frente. Agarra una mancuerna en cada mano.

Con la otra pierna extendida y apoyada en el suelo, empuja los hombros hacia atrás y el pecho hacia afuera. Usa el pie elevado para impulsarte sobre la plataforma. Empuja la cadera hacia atrás para bajar al suelo la pierna que lo sostiene. Estarás trabajando cuádriceps y glúteo.

Sentadilla sissy (explicación ejercicio página 81)
3 series x máximas reps posibles
Descanso entre series: 1 min 30 seg - 2 min / 2 min – 2 min 30 seg

Elevación de gemelo de pié con mancuernas (explicación ejercicio página 48)
3 series x 10 reps
Descanso entre series: 1 min 30 seg - 2 min

Bicicleta estática (explicación diversos entrenamientos página 41)
1 serie x tiempo

DIA 1

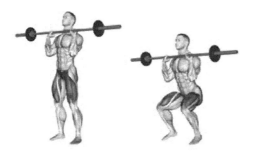

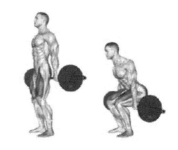

**5 series
x 8-10 reps**

**4 series
x 8-10 reps**

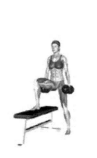
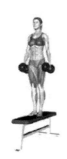

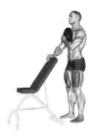
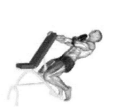

**3 series x 10-12 reps
cada pierna**

**3 series x
max reps**

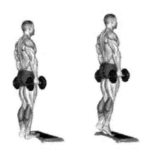

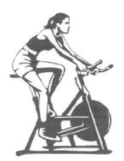

3 series x 10 reps

1 serie x tiempo

DÍA 2 (imagen página 103)

Hip Thrust (explicación ejercicio página 34)
5 series x 8-10 reps
Descanso entre series: 1 min 30 seg - 2 min / 2 min – 2 min 30 seg

Buenos días
4 series x 8-10 reps
Descanso entre series: 1 min 30 seg - 2 min / 2 min – 2 min 30 seg

Apoya la barra sobre tus trapecios. Mantén los pies a la anchura de las caderas y puntas hacia el frente, la cabeza relajada, pecho arriba y justo al comienzo del movimiento las rodillas a 15º-20º de flexión. Comienza empujando las caderas hacia atrás a medida que el torso se inclina hacia adelante. Durante el movimiento mantén la alineación de la columna. Sentirás un gran estiramiento en los isquiosurales. La fase excéntrica termina con el torso paralelo o casi paralelo al suelo. Mantén la activación del *core* en todo momento puesto que en la transición entre fase excéntrica y concéntrica es donde más actúan las fuerzas de cizalla en laa columna. Contrae tus isquiosurales y glúteos a medida que la cadera vuelve a extenderse y el torso recupera su verticalidad. Cuidado con no hiperextender la columna lumbar en el momento del bloqueo. Los músculos trabajados con este gran ejercicio son los erectores espinales y torácicos, los glúteos, el músculo semitendinoso, el semimembranoso y el bíceps femoral.

Patada de glúteo en cuadripedia (explicación ejercicio página 23, pero con pierna estirada)
3 series x 12 reps cada pierna
Descanso entre series: 1 min 30 seg - 2 min

Extensión de cadera con goma elástica (explicación ejercicio página 88)
3 series x máximas reps posibles
Descanso entre series: 1 min 30 seg - 2 min / 2 min – 2 min 30 seg

Encogimiento de abdominales sobre fitball
3 series x 20 reps
Descanso entre series: 1 min 30 seg - 2 min

Con las manos apoyadas sobre el suelo separadas a la anchura de las manos, coloca los empeines sobre un fitball, con las piernas estiradas. Dobla las rodillas hacia tu pecho sin mover brazos ni espalda. Vuelve a la posición inicial.

Plancha (explicación ejercicio página 21)
2 series x tiempo
Descanso entre series: 1 minuto 30 segundos – 2 minutos

Plancha lateral (explicación ejercicio página 21, pero apoyando los pies en un banco)
2 series x tiempo
Descanso entre series: 1 minuto 30 segundos – 2 minutos

DIA 2

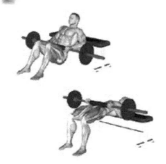
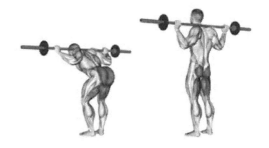

5 series
x 8-10 reps

4 series
x 8-10 reps

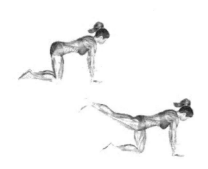
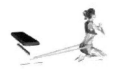

4 series x 12 reps
cada pierna

3 series
x max reps posibles

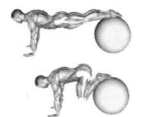
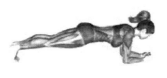
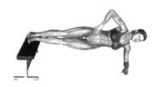

3 series
x 20 reps

2 series
x tiempo

2 series
x tiempo

<u>DÍA 3</u> (imagen página 105)

Remo renegado
4 series x 10-12 reps
Descanso entre series: 1 min 30 seg - 2 min / 2 min – 2 min 30 seg

Debes colocarte en posición similar a la que se adpota al realizar flexiones de brazos. Coloca las piernas un poco abiertas. Situa las pesas a la anchura de los hombros. Debes mantener el cuerpo en tensión, muy recto, sin arquear o compensar haciendo trampas para mantener la postura. Haz la flexión bajando de forma lenta y controlada, subiendo también de la misma manera. Debes mantener los hombros paralelos al suelo, y elevar la mancuerna o pesa de forma controlada y sin girar el cuerpo o llevar el codo demasiado hacia atrás. El control es lo más importante, no sólo la fuerza bruta. Por eso es bueno empezar utilizando poco peso, para aumentar poco a poco y siempre sin sacrificar la técnica.

Remo con TRX (explicación ejercicio página 85)
2 series x máximas reps posibles
Descanso entre series: 1 min 30 seg - 2 min / 2 min – 2 min 30 seg

Elevación lateral de hombro (explicación ejercicio página 26)
4 series x 10-12 reps
Descanso entre series: 1 min 30 seg - 2 min / 2 min – 2 min 30 seg

Press militar con barra de pie (explicación ejercicio página 85)
2 series x máximas reps posibles
Descanso entre series: 1 min 30 seg - 2 min / 2 min – 2 min 30 seg

Dips en banco (explicación ejercicio página 40)
4 series x 8-10 reps
Descanso entre series: 1 min 30 seg - 2 min / 2 min – 2 min 30 seg

Extenión de tríceps con barra acostado (explicación ejercicio página 40)
2 series x máximas reps posibles
Descanso entre series: 1 min 30 seg - 2 min / 2 min – 2 min 30 seg

Curl de bíceps con mancuerna apoyado en muslo (explicación ejercicio página 49)
4 series x 8-10 reps
Descanso entre series: 1 min 30 seg - 2 min / 2 min – 2 min 30 seg

Curl de bíceps con barra (explicación ejercicio página 44)
2 series x máximas reps posibles
Descanso entre series: 1 min 30 seg - 2 min / 2 min – 2 min 30 seg

Carrera en cinta de correr o en el exterior (explicación ejercicio página 86)
1 serie x tiempo

DIA 3

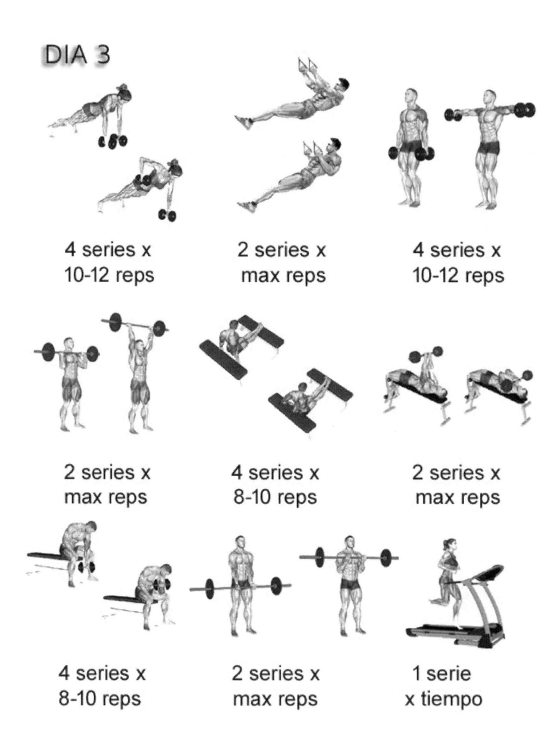

4 series x
10-12 reps

2 series x
max reps

4 series x
10-12 reps

2 series x
max reps

4 series x
8-10 reps

2 series x
max reps

4 series x
8-10 reps

2 series x
max reps

1 serie
x tiempo

<u>DÍA 4</u> (imagen página 107)

Sentadilla con barra (explicación ejercicio página 43)
5 series x 8-10 reps
Descanso entre series: 1 min 30 seg - 2 min / 2 min – 2 min 30 seg

Peso muerto sumo con mancuerna (explicación ejercicio página 23)
4 series x 10-12 reps cada pierna
Descanso entre series: 1 min 30 seg - 2 min / 2 min – 2 min 30 seg

Sentadilla búlgara (explicación ejercicio página 88)
5 series x 10 reps cada pierna
Descanso entre series: 1 min 30 seg - 2 min / 2 min – 2 min 30 seg

Puente de glúteo con apoyo de piernas en banco
4 series x máximas reps cada pierna
Descanso entre series: 1 min 30 seg - 2 min

Túmbate boca arriba con una silla o banco frente a ti. Coloca los talones en la silla. Tus pies deben estar separados al ancho de los hombros y tus rodillas deben estar alrededor de los 90º. Coloca tus manos a ambos lados de tus caderas. Contrae el suelo pelvico y el core mientras mantienes el pecho levantado. Levanta las piernas. Vuelve a la posición inicial con un movimiento suave. Repite el movimiento. Se trabaja glúteos e isquiotibiales.

Rueda abdominal (explicación ejercicio página 35)
3 series x 20 reps
Descanso entre series: 1 min 30 seg - 2 min

Plancha (explicación ejercicio página 21)
2 series x tiempo

Plancha lateral (explicación ejercicio página 21, pero apoyando pies en un banco)
2 series x tiempo

DIA 4

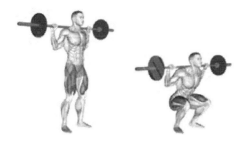 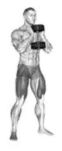

5 series
x 8-10 reps

4 series
x 10-12 reps

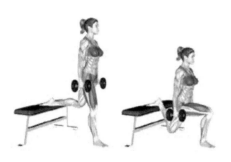 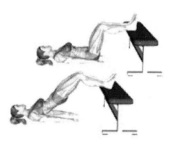

5 series x 10 reps
cada pierna

4 series
x max reps posibles

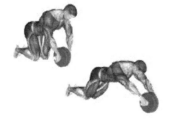 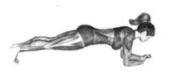 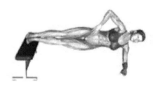

3 series
x 20 reps

2 series
x tiempo

2 series
x tiempo

Rutinas para hacer en el gym

RUTINA 1

DÍA 1 (imagen página 110)

Sentadilla con barra (explicación ejercicio página página 43)
5 series x 8-10 reps
Descanso entre series: 1 min 30 seg - 2 min / 2 min – 2 min 30 seg

Prensa de pierna inclinada (explicación ejercicio página página 56)
4 series x 8-10 reps cada pierna
Descanso entre series: 1 min 30 seg - 2 min / 2 min – 2 min 30 seg

Sentadilla con pierna adelante con barra
3 series x 10-12 reps
Descanso entre series: 1 min 30 seg - 2 min / 2 min – 2 min 30 seg

Ponte de pie con los pies separados, uno delante del otro, con la barra al igual que en la sentadilla clásica. Inicia el movimiento flexionando las caderas, las rodillas y los tobillos hasta que el muslo delantero esté paralelo al suelo. La espalda debe permanecer recta y erguida durante todo el movimiento con la cabeza levantada y la mirada hacia hacia el frente. Mantén la rodilla en línea con los dedos del pie y no permitas que el talón se levante del suelo. Ponte de pie empujando a través de la cadera y volviendo a la posición inicial.

Extensión de piernas en máquina (explicación ejercicio página página 56)
3 series x máximas reps
Descanso entre series: 1 min 30 seg - 2 min

Elevación de talones, de pié, en máquina
3 series x máximas reps
Descanso entre series: 1 min 30 seg - 2 min

Debes situarte con ambos pies sobre la plataforma, con los hombros bajo las partes forradas de la máquina y tomando con ambas manos la parte superior de las mismas, con las rodillas no del todo extendidas.

Con los pies relajados y el peso cargado sobre tus hombros que soportan los cojines realiza una extensión de los pies elevando los talones y empujando con los pies el cuerpo hacia arriba.

La espalda debe permanecer recta en todo momento y el cuerpo debe subir y bajar por la extensión de los pies. Regresa lentamente a la posición inicial mientras los talones descienden nuevamente. Es importante realizar una completa flexión y extensión de la planta del pie para que los músculos se estiren y a continuación se contraigan nuevamente. Las manos deben estar por encima de los cojines apoyados en los hombros, de manera que colaboren en la elevación del peso.

Bicicleta estática (explicación diversos entrenamientos página 41)
1 serie x tiempo

DIA 1

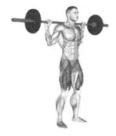 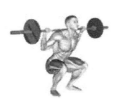 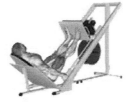 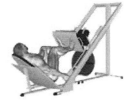

5 series
x 8-10 reps

4 series
x 8-10 reps

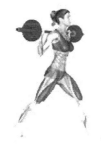 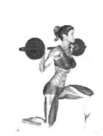 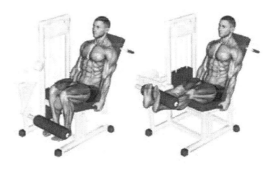

3 series
x 10-12 reps

3 series x max reps

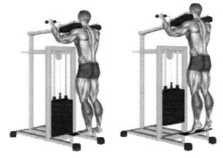 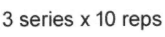 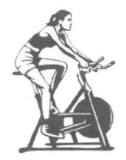

3 series x 10 reps

1 serie x tiempo

DÍA 2 (imagen página 112)

Hip Thrust (explicación ejercicio página 34)
5 series x 8-10 reps
Descanso entre series: 1 min 30 seg - 2 min / 2 min – 2 min 30 seg

Tirón con polea entre las piernas
4 series x 8-10 reps
Descanso entre series: 1 min 30 seg - 2 min / 2 min – 2 min 30 seg

Toma el accesorio de sujeción de una cuerda entre las piernas y colócate de espalda a la máquina de polea. Camina hacia delante hasta que la cuerda esté tirante. Flexiona las rodillas y lleva los glúteos hacia atrás; manteniendo una línea recta desde los hombros hasta las caderas. Contrae los abdominales. Lleva las caderas hacia arriba y adelante extendiendo las piernas. Realiza una pausa y contrae los glúteos con firmeza, luego regresa a la posición inicial.

Peso muerto rumano a una pierna (explicación ejercicio página 34)
4 series x 12 reps cada pierna
Descanso entre series: 1 min 30 seg - 2 min / 2 min – 2 min 30 seg

Abducción de cadera con cable polea de pié (explicación ejercicio página 65)
4 series x máximas reps posibles cada pierna
Descanso entre series: 1 min 30 seg - 2 min / 2 min – 2 min 30 seg

Elevación de piernas rectas tumbada en banco (explicación ejercicio página 83)
3 series x 20 reps
Descanso entre series: 1 min 30 seg - 2 min

Plancha (explicación ejercicio página 21)
2 series x tiempo
Descanso entre series: 1 minuto 30 segundos – 2 minutos

Plancha lateral (explicación ejercicio página 21, pero apoyando los pies en un banco)
2 series x tiempo
Descanso entre series: 1 minuto 30 segundos – 2 minutos

DIA 2

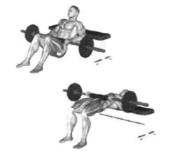 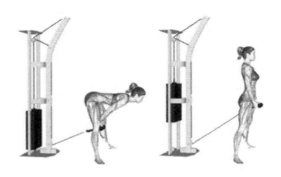

5 series
x 8-10 reps

4 series
x 8-10 reps

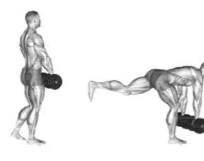 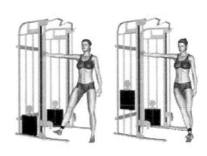

4 series x 12 reps
cada pierna

4 series
x max reps posibles

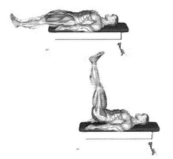 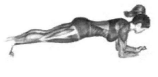 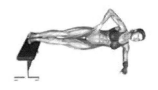

3 series
x 20 reps

2 series
x tiempo

2 series
x tiempo

DÍA 3 (imagen página 114)

Remo horizontal sentado con polea (explicación ejercicio página 76)
4 series x 10-12 reps
Descanso entre series: 1 min 30 seg - 2 min / 2 min – 2 min 30 seg

Remo invertido en barra
2 series x máximas reps posibles
Descanso entre series: 1 min 30 seg - 2 min / 2 min – 2 min 30 seg

Coloca la barra a la altura de la cadera. También puedes hacerlo con TRX, haciendo el agarre correcto (como en la imagen, las palmas hacia arriba). Agarra la barra separando las manos algo más que la anchura de los hombros. El cuerpo ha de forma una línea recta. Contrae las escápulas y tira de tu cuerpo hasta que la espalda se contraiga del todo. Haz la bajada más lenta que la subida.

Press de empujón con mancuernas
4 series x 10-12 reps
Descanso entre series: 1 min 30 seg - 2 min / 2 min – 2 min 30 seg

Sujeta las mancuernas a nivel de los hombros y sube el peso sobre la cabeza hasta tener los brazos estirados. Se puede hacer de pie, para lo cual antes de realizar la subida habrás de flexionar un poco las piernas y aprovechar para subir las mancuernas la inercia de estirar las piernas. Agarra las mancuernas como si les das la mano.

Press militar con barra de pie (explicación ejercicio página 85)
2 series x máximas reps posibles
Descanso entre series: 1 min 30 seg - 2 min / 2 min – 2 min 30 seg

Extensión de tríceps de pié con polea (explicación ejercicio página 57)
4 series x 8-10 reps
Descanso entre series: 1 min 30 seg - 2 min / 2 min – 2 min 30 seg

Extenión de tríceps con barra acostado (explicación ejercicio página 40)
2 series x máximas reps posibles
Descanso entre series: 1 min 30 seg - 2 min / 2 min – 2 min 30 seg

Curl de bíceps alterno en banco inclinado (explicación ejercicio página 38)
4 series x 8-10 reps
Descanso entre series: 1 min 30 seg - 2 min / 2 min – 2 min 30 seg

Curl de bíceps con barra (explicación ejercicio página 44)
2 series x máximas reps posibles
Descanso entre series: 1 min 30 seg - 2 min / 2 min – 2 min 30 seg

Carrera en cinta de correr o en el exterior (explicación ejercicio página 86)
1 serie x tiempo

DIA 3

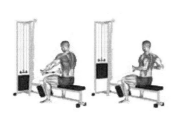 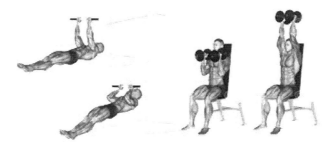

4 series x
10-12 reps

2 series x
max reps

4 series x
10-12 reps

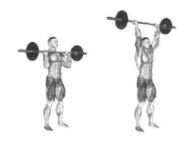 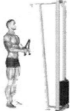 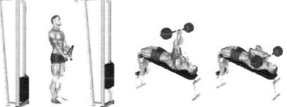

2 series x
max reps

4 series x
8-10 reps

2 series x
max reps

  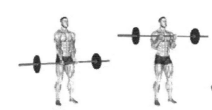

4 series x
8-10 reps

2 series x
max reps

1 serie
x tiempo

DÍA 4 (imagen página 116)

Sentadilla con mancuerna con los talones elevados (explicación ejercicio página página 81)
4 series x 8-10 reps
Descanso entre series: 1 min 30 seg - 2 min / 2 min – 2 min 30 seg

Sentadilla con barra (explicación ejercicio página 43)
3 series x 8-10 reps
Descanso entre series: 1 min 30 seg - 2 min / 2 min – 2 min 30 seg

Peso muerto sumo con mancuerna o Ketbell (explicación ejercicio página 23)
3 series x 8-10 reps cada pierna
Descanso entre series: 1 min 30 seg - 2 min / 2 min – 2 min 30 seg

Extensión de cadera en máquina de pié
4 series x 12 reps cada pierna
Descanso entre series: 1 min 30 seg - 2 min

Ponte en la máquina de extensión de cadera. Selecciona el peso apropiado en la máquina. Si comienzas con la pierna derecha, la pila de pesas debe estar a tu lado derecho. La almohadilla debe estar delante de los tobillos, con tus rodillas a 90º, si no lo está, ajusta la máquina para ello. Apoya la pierna derecha sobre la almohadilla. Debe estar debajo del muslo, justo detrás de la rodilla. La cadera debe estar a 90º, si no es así, ajusta la máquina para obtenerla. Contrae el suelo pelvico y el core mientras mantienes el pecho levantado.

Extiende tu cadera y rodilla derecha mientras exhalas. Asegúrate de mover solo la pierna derecha. Vuelve a la posición inicial con un movimiento suave, evitando que los pesos en movimiento toquen el resto de la placas. Repite el movimiento para la cantidad especificada de repeticiones y luego cambia de lado y repite con la otra pierna.

Puente de glúteo con apoyo de piernas en banco (explicación ejercicio página 106)
4 series x máximas reps cada pierna
Descanso entre series: 1 min 30 seg - 2 min

Crunch tumbada en banco inclinado (explicación ejercicio página 93)
3 series x 20 reps
Descanso entre series: 1 min 30 seg - 2 min

Plancha (explicación ejercicio página 21)
2 series x tiempo

Plancha lateral (explicación ejercicio página 21, pero apoyando pies en un banco)
2 series x tiempo

DIA 4

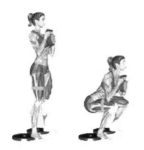 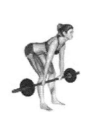 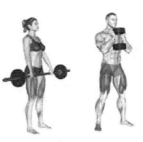

4 series
x 8-10 reps

3 series
x 8-10 reps

3 series
x 8-10 reps

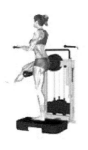 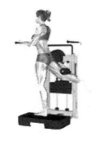 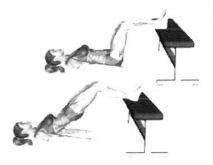

4 series x 12 reps
cada pierna

3 series
x max reps posibles

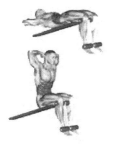 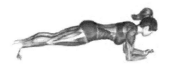 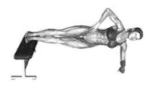

3 series
x 20 reps

2 series
x tiempo

2 series
x tiempo

RUTINA 2

DÍA 1 (imagen página 118)

Sentadilla hack
4 series x 8-10 reps
Descanso entre series: 1 min 30 seg - 2 min / 2 min – 2 min 30 seg

La sentadilla hack squat es un ejercicio que te permite hacer sentadillas de modo que tu cuerpo esté inclinado optimizando el trabajo que hacen tus cuádriceps y glúteos. También entrenas aductores y el sóleo como músculos sinergistas. Ponte en la máquina ajustando correctamente los hombros bajo las almohadillas, con la espalda completamente apoyada y la mirada hacia el frente. Los pies deben apoyarse planos centrados en la plataforma a una distancia igual a la de los hombros. Baja con un movimiento de sentadilla flexionando las caderas y las rodillas hasta que los muslos formen una paralela con la plataforma. Sostén un momento laposición. Regresa a la posición inicial, empujando con los talones mientras exhala. Evita trancar las rodillas al llegar arriba.

Sentadilla jefferson (explicación ejercicio página 90)
3 series x 8-10 reps
Descanso entre series: 1 min 30 seg - 2 min / 2 min – 2 min 30 seg

Subida a banco con mancuernas (explicación ejercicio página 23)
3 series x 8-10 reps cada pierna
Descanso entre series: 1 min 30 seg - 2 min / 2 min – 2 min 30 seg

Sentadilla de rodilla (explicación ejercicio página 90)
3 series x máximas reps posibles
Descanso entre series: 1 min 30 seg - 2 min / 2 min – 2 min 30 seg

Sentadilla con barra (explicación ejercicio página 43)
3 series x máximas reps posibles
Descanso entre series: 1 min 30 seg - 2 min / 2 min – 2 min 30 seg

Elevación de gemelos en prensa
3 series x 12 reps
Descanso entre series: 1 min 30 seg - 2 min / 2 min – 2 min 30 seg

Ajusta el asiento para que las piernas estén ligeramente dobladas en la posición inicial. Las puntas de los pies deben estar firmemente en la plataforma de la máquina. Sujeta los agarres laterales para estabilizar la parte superior del cuerpo. Inspira y aguanta la respiración mientras extiendes los gemelos a un ritmo moderado. Aguanta la posición más alta hasta 2 segundos. Expulsa el aire mientras bajas de manera controlada el peso hasta que sientas un ligero estiramiento en los gemelos.

Bicicleta estática (explicación diversos entrenamientos página 41)
1 serie x tiempo

DIA 1

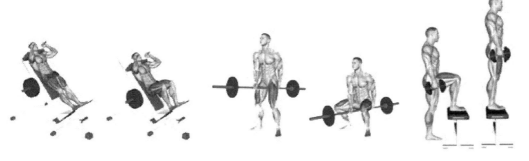

4 series	3 series	3 series
x 8-10 reps	x 8-10 reps	x 8-10 reps
		cada pierna

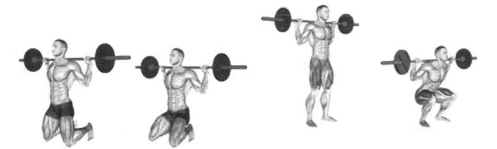

3 series
x max reps

3 series x max reps

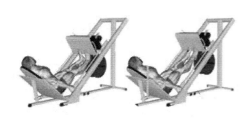

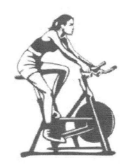

3 series x 12 reps

1 serie x tiempo

DÍA 2 (imagen página 121)

Buenos días (explicación ejercicio página 102)
4 series x 8-10 reps
Descanso entre series: 1 min 30 seg - 2 min / 2 min – 2 min 30 seg

Sentadilla búlgara con mancuernas (explicación ejercicio página 88)
4 series x 8 reps cada pierna
Descanso entre series: 1 min 30 seg - 2 min / 2 min – 2 min 30 seg

Patada de glúteo en multipower
4 series x 10 reps cada pierna
Descanso entre series: 1 min 30 seg - 2 min / 2 min – 2 min 30 seg

La patada de glúteo en multipower es un gran ejercicio para desarrollar músculo y fuerza en los glúteos. Es un movimiento poco convencional, pero muy efectivo para aislar esta parte de tu cuerpo y trabajarla al completo.

Coloca los topes de seguridad de la multipower en la posición inferior y ajusta la barra a la altura deseada. Colócate de rodillas como si estuvieras haciendo una flexión de rodillas, sobre un banco o en el suelo. Puedes hacerlo con los brazos completamente estirados, apoyándote en las palmas de las manos o apoyándote sobre tus codos, con los brazos flexionados en un ángulo de 90 grados. Endereza la espalda y mira fijamente al suelo; evita mirar hacia adelante, ya que esto hará que tu columna se hiperextienda.

Coloca el arco de un pie debajo del centro de la barra. Debe haber aproximadamente un ángulo de 90 grados entre la parte superior e inferior de la pierna en la posición inicial. Inhala y empuja la barra hacia el techo. Baja la barra bajo control, resistiendo cada pequeña tensión con tus glúteos. No hagas el recorrido demasiado largo, ya que eso solo hará que trabaje más tu cuádriceps que tu glúteo.

Los músculos que se trabajan son el glúteo medio, glúteo mayor y cuádriceps.

Aducción de cadera en máquina sentada (explicación ejercicio página 68)
4 series x 12 reps
Descanso entre series: 1 min 30 seg - 2 min / 2 min – 2 min 30 seg

Hip Thrust (explicación ejercicio página 34)
3 series x máximas reps posibles
Descanso entre series: 1 min 30 seg - 2 min / 2 min – 2 min 30 seg

Elevación de rodillas en paralelas
3 series x 20 reps
Descanso entre series: 1 min 30 seg - 2 min

Para comenzar el movimiento debes colocarte de espaldas sobre la máquina y apoyar los antebrazos y codos sobre los cojines de la misma.

Debes tener la espalda apoyada por completo sobre el respaldar. Despega los pies del suelo y flexiona las rodillas a 90 grados para comenzar el ejercicio. Desde esta posición inspira y después eleva las rodillas en dirección al pecho curvando levemente la columna para contraer la banda abdominal. Espira y regresa lentamente a la posición inicial sin descender completamente los pies al suelo. El tronco no debe estar inclinado hacia adelante, sino que puede curvarse levemente la columna al elevar las rodillas por la contracción del abdomen.

Al hacer el movimiento de elevación de las rodillas puedes hacerlo con las rodillas apuntando hacia el pecho o ligeramente (cada vez hacia un lado distinto) hacia los codos, para incidir más en los oblicuos.

Plancha (explicación ejercicio página 21)
2 series x tiempo
Descanso entre series: 1 minuto 30 segundos – 2 minutos

Plancha lateral (explicación ejercicio página 21, pero apoyando los pies en un banco)
2 series x tiempo
Descanso entre series: 1 minuto 30 segundos – 2 minutos

DIA 2

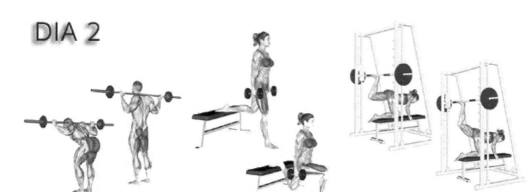

4 series
x 8-10 reps

4 series x 8 reps
cada pierna

4 series x 10 reps
cada pierna

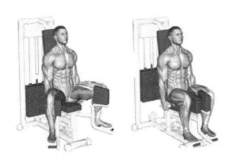

4 series x 12 reps

3 series
x max reps posibles

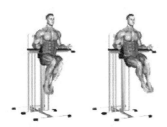

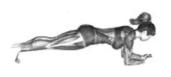

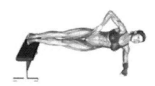

3 series
x 20 reps

2 series
x tiempo

2 series
x tiempo

DÍA 3 (imagen página 124)

Pull over polea
4 series x 10-12 reps
Descanso entre series: 1 min 30 seg - 2 min / 2 min – 2 min 30 seg

Coge la barra con agarre prono. Flexiona el tronco en dirección hacia la polea y pon tus rodillas en semiflexión. Baja la barra sin flexionar los codos por debajo de tu cadera. Regresa de forma controlada y siente la contracción en tus dorsales. Mantén siempre la espalda recta para evitar dañar la columna.

Remo en TRX (explicación ejercicio página 85)
2 series x máximas reps posibles
Descanso entre series: 1 min 30 seg - 2 min / 2 min – 2 min 30 seg

Face pull
4 series x 10-12 reps
Descanso entre series: 1 min 30 seg - 2 min / 2 min – 2 min 30 seg

Ponte de pie, frente al a polea alta y coge la cuerda. Si la polea es graduable, lo ideal e colocar el enganche a la altura de tu frente. Agarra la cuerda con un agarre neutro y da un paso atrás para ejercer tensión muscular (que el peso de la polea se eleve), quedando los brazos extendidos.

Lleva la cuerda hacia la frente realizando un giro gradual de muñecas hasta alcanzar un agarre prono, quedando los brazos paralelos al suelo. Aguanta unos instantes y vuelve a extender los brazos de forma controlada sin que el peso de las placas descanse, evitando así una pérdida de la tensión muscular.

Press militar con barra de pie (explicación ejercicio página 85)
2 series x máximas reps posibles
Descanso entre series: 1 min 30 seg - 2 min / 2 min – 2 min 30 seg

Tríceps copa (explicación ejercicio página 26)
4 series x 10-12 reps
Descanso entre series: 1 min 30 seg - 2 min / 2 min – 2 min 30 seg

Extensión de tríceps de pié con polea (explicación ejercicio página 57)
2 series x máximas reps posibles
Descanso entre series: 1 min 30 seg - 2 min / 2 min – 2 min 30 seg

Doble curl de bíceps con poleas altas
4 series x 8-10 reps
Descanso entre series: 1 min 30 seg - 2 min / 2 min – 2 min 30 seg

El Curl en polea alta trabaja principalmente los bíceps, pero también ayuda a fortalecer los tríceps, el antebrazo y los hombros.

Esto significa que puedes fortalecer la zona superior del cuerpo con este ejercicio.

Toma la polea con ambas manos, con los brazos extendidos y los codos pegados al cuerpo. Asegúrate de que tu cuerpo esté recto y que tus pies estén bien firmes en el suelo. Ahora, lentamente sube la polea hacia tu pecho, manteniendo los codos pegados al cuerpo. Una vez que hayas llegado a la parte superior, mantén la posición durante un segundo y luego lentamente baja la polea hasta la posición inicial.

Curl de bíceps con barra (explicación ejercicio página 44)
2 series x máximas reps posibles
Descanso entre series: 1 min 30 seg - 2 min / 2 min – 2 min 30 seg

Carrera en cinta de correr o en el exterior (explicación ejercicio página 86)
1 serie x tiempo

DIA 3

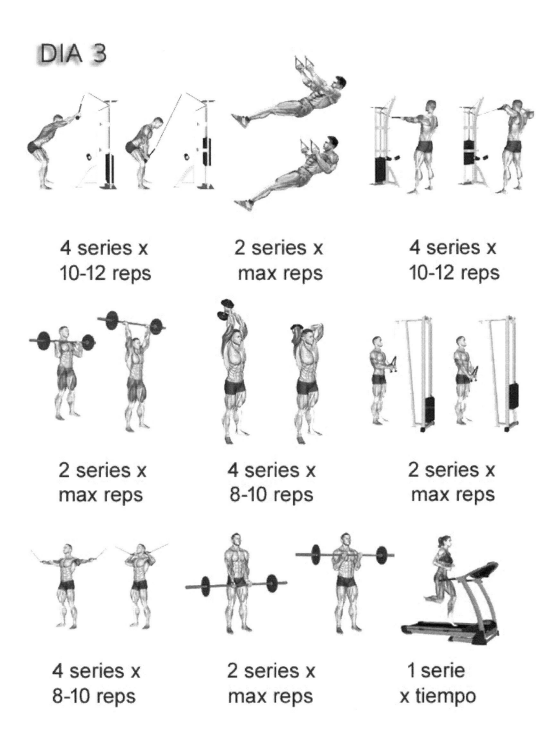

4 series x
10-12 reps

2 series x
max reps

4 series x
10-12 reps

2 series x
max reps

4 series x
8-10 reps

2 series x
max reps

4 series x
8-10 reps

2 series x
max reps

1 serie
x tiempo

DÍA 4 (imagen página 126)

Sentadilla con barra (explicación ejercicio página 43)
4 series x 8-10 reps
Descanso entre series: 1 min 30 seg - 2 min / 2 min – 2 min 30 seg

Peso muerto sumo con barra (explicación ejercicio página 37)
4 series x 8-10 reps
Descanso entre series: 1 min 30 seg - 2 min / 2 min – 2 min 30 seg

Hiperextensión de glúteos
4 series x 8-10 reps
Descanso entre series: 1 min 30 seg - 2 min / 2 min – 2 min 30 seg

La hiperextensión para glúteos prevé la colocación del respaldo por debajo de las caderas. Los pies deben estar anchos y rotados hacia el exterior, así mismo las rodillas deben estar alineadas con los pies: esta posición favorece la acción de los glúteos de extender las caderas. En la parte final del movimiento se debe realizar una retroversión de pelvis, contrayendo el abdomen. La espalda debe mantenerse fija en posición neutra durante todo el movimiento, sin flexionarse o extenderse continuamente.

Patada de glúteo en polea baja (explicación ejercicio página 65)
4 series x máximas reps posible cada pierna
Descanso entre series: 1 min 30 seg - 2 min / 2 min – 2 min 30 seg

Prena horizontal en máquina
4 series x 10-12 reps
Descanso entre series: 1 min 30 seg - 2 min / 2 min – 2 min 30 seg

Siéntate en la máquina y coloca los pies en la plataforma. Contrae el suelo pelvico y el core mientras mantienes el pecho levantado. Empuja la plataforma desde los talones hasta que las piernas estén completamente extendidas (pero no bloqueadas) mientras exhalas. Baja la plataforma de manera suave hasta que las rodillas formen un ángulo de 90 grados mientras inhalas. Los pesos en movimiento no deberían tocar el resto de las placas.

Encogimiento de abdominales sobre fitball (explicación ejercicio página 102)
3 series x 20 reps
Descanso entre series: 1 min 30 seg - 2 min

Plancha (explicación ejercicio página 21)
2 series x tiempo
Descanso entre series: 1 minuto 30 segundos – 2 minutos

Plancha lateral (explicación ejercicio página 21, pero apoyando los pies en un banco)
2 series x tiempo
Descanso entre series: 1 minuto 30 segundos – 2 minutos

DIA 4

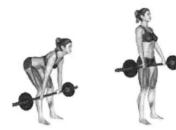
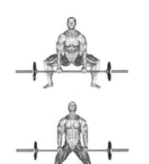
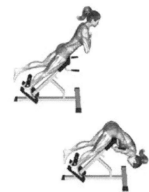

4 series x 8-10 reps	4 series x 8-10 reps	4 series x 8-10 reps

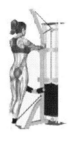
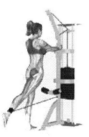
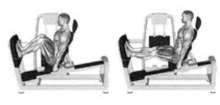

4 series x max reps cada pierna

4 series x 10-12 reps

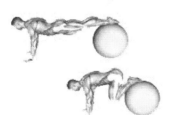
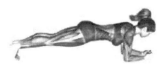
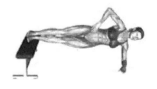

3 series x 20 reps	2 series x tiempo	2 series x tiempo

RUTINA 3

<u>DÍA 1</u> (imagen página 128)

Sentadilla frontal con barra (explicación ejercicio página página 99)
5 series x 8-10 reps
Descanso entre series: 1 min 30 seg - 2 min / 2 min – 2 min 30 seg

Sentadilla hack (explicación ejercicio página página 117)
4 series x 8-10 reps
Descanso entre series: 1 min 30 seg - 2 min / 2 min – 2 min 30 seg

Sentadilla con mancuerna con los talones elevados (explicación ejercicio página página 81)
3 series x 10-12 reps
Descanso entre series: 1 min 30 seg - 2 min / 2 min – 2 min 30 seg

Sentadilla sissy (explicación ejercicio página página 81)
3 series x máximas reps
Descanso entre series: 1 min 30 seg - 2 min

Elevación de talones, de pié, en máquina (explicación ejercicio página página 108)
3 series x máximas reps
Descanso entre series: 1 min 30 seg - 2 min

Bicicleta estática (explicación diversos entrenamientos página 41)
1 serie x tiempo

DIA 1

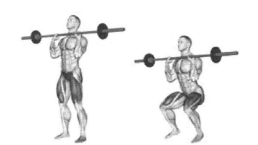

**5 series
x 8-10 reps**

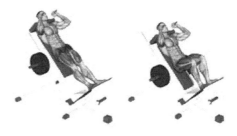

**4 series
x 8-10 reps**

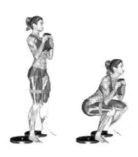

**3 series
x 10-12 reps**

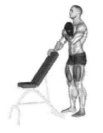

3 series x max reps

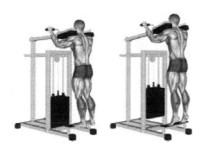

3 series x 10 reps

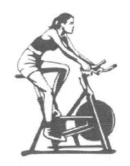

1 serie x tiempo

DÍA 2 (imagen página 130)

Hip Thrust (explicación ejercicio página 34)
4 series x 8-10 reps
Descanso entre series: 1 min 30 seg - 2 min / 2 min – 2 min 30 seg

Buenos días (explicación ejercicio página 102)
4 series x 8-10 reps
Descanso entre series: 1 min 30 seg - 2 min / 2 min – 2 min 30 seg

Patada ranita en máquina smith
4 series x 8-10 reps
Descanso entre series: 1 min 30 seg - 2 min / 2 min – 2 min 30 seg

Coloca una banqueta bajo la barra, debes poner la planta de los pies en ella, para que no se giren los topes, los bloqueas con una cuerdecita, las rodillas deben estar justo debajo de los pies, formando un ángulo de 90º, empuja hacia arriba, contrayendo el glúteo, no arquees la zona lumbar, mantén el tronco relajado y apoyado en la banqueta. Con este ejercicio trabajas el glúteo en su totalidad.

Abducción de cadera con cable polea de pié (explicación ejercicio página 65)
4 series x 12 reps cada pierna
Descanso entre series: 1 min 30 seg - 2 min / 2 min – 2 min 30 seg

Tirón con polea entre las piernas (explicación ejercicio página 111)
3 series x máximas reps possibles
Descanso entre series: 1 min 30 seg - 2 min / 2 min – 2 min 30 seg

Elevación de piernas flexionadas colgado en barra (explicación ejercicio página 69)
3 series x 15 reps
Descanso entre series: 1 min 30 seg - 2 min

Plancha (explicación ejercicio página 21)
2 series x tiempo
Descanso entre series: 1 minuto 30 segundos – 2 minutos

Plancha lateral (explicación ejercicio página 21, pero apoyando los pies en un banco)
2 series x tiempo
Descanso entre series: 1 minuto 30 segundos – 2 minutos

DIA 2

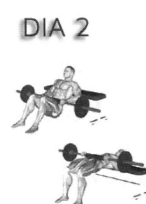

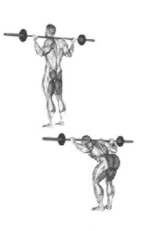

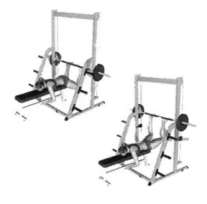

4 series
x 8-10 reps

4 series
x 8-10 reps

4 series
x 8-10 reps

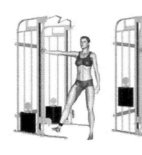

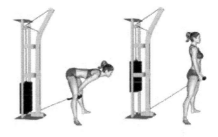

4 series x 12 reps
cada pierna

3 series
x max reps posibles

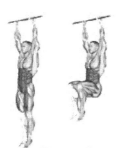

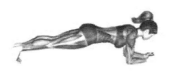

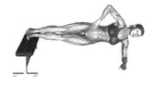

3 series
x 15 reps

2 series
x tiempo

2 series
x tiempo

Dominadas
4 series x 6-8 reps
Descanso entre series: 1 min 30 seg - 2 min / 2 min – 2 min 30 seg

Debes iniciar el movimiento colgándote de la barra de dominadas con ambas manos usando un banco y no saltando y colgándote ya que seguramente no te agarrarás como debes. Separa los brazos algo más de la anchura de tus hombros. El agarre típico de una dominada es pronado, es decir, con las palmas de las manos mirando hacia fuera. Una vez estés colgado de la barra es importante extender los brazos por completo y relajar los hombros para que los dorsales queden totalmente estirados. Inspira profundamente y aguanta la respiración mientras contraes los dorsales para elevarte hacia arriba lentamente, con los codos a los lados y hacia afuera, sin ayudarte con las piernas subiéndolas, así que mantenlas quietas todo el rato. Debes hacer la subida más rápido que la bajada e intenta hacer una pequeña parada en la posición más alta, que es cuando la barbilla sobrepasa la barra. No es una dominada completa si no la superas.

Remo en TRX (explicación ejercicio página 85)
2 series x máximas reps posibles
Descanso entre series: 1 min 30 seg - 2 min / 2 min – 2 min 30 seg

Deltoides posterior en máquina
4 series x 10-12 reps
Descanso entre series: 1 min 30 seg - 2 min / 2 min – 2 min 30 seg

Siéntate en la máquina con ambos pies apoyados en el suelo. Apoya la espalda sobre el respaldo hasta tenerla completamente recta. Acto seguido, estira ambos brazos hacia adelante. Coge los mangos con ambas manos. Inspira. Con fuerza, empuja ambos brazos hacia afuera, venciendo la resistencia que ofrece la máquina. Fuerza el movimiento hasta sentir que juntan los omoplatos en la espalda. Vuelve a la posición inicial y repite el movimiento.

Press militar con barra de pie (explicación ejercicio página 85)
2 series x máximas reps posibles
Descanso entre series: 1 min 30 seg - 2 min / 2 min – 2 min 30 seg

Press tate (tríceps)
4 series x 10-12 reps
Descanso entre series: 1 min 30 seg - 2 min / 2 min – 2 min 30 seg

Debes tumbarte boca arriba en un banco o similar recostando la zona lumbar, flexionando las rodillas y apoyando la planta de los pies en el suelo. Con mancuernas del mismo peso, estira los brazos y dobla los codos de forma que lleves las mancuernas al centro del pecho con ambas manos a la vez. Una vez abajo, realiza el movimiento de subida de forma inversa al anterior hasta retornar a la posición de origen.

Presta especial atención en no mover los codos mientras realices los codos, es fundamental para evitar hacerte daño y trabajar adecuadamente los tríceps.

Extensión de tríceps de pié con polea (explicación ejercicio página 57)
2 series x máximas reps posibles
Descanso entre series: 1 min 30 seg - 2 min / 2 min – 2 min 30 seg

Curl de bíceps en banco scott con barra
4 series x 8-10 reps
Descanso entre series: 1 min 30 seg - 2 min / 2 min – 2 min 30 seg

Debes estar sentado sobre la máquina, con los brazos completamente apoyados sobre el pupitre que compone el banco Scott. Agarra la barra con ambas manos. Las palmas deben mirar hacia arriba, sin movilizar los brazos y teniendo ambos estirados mientras se sostiene la carga y se inicia el movimiento. Inspira profundamente y se comienza con la flexión de los codos para poder llevar el peso hacia el nivel del pecho con ambas manos. Mantén ahí 2 segundos. Regresa a la posición inicial de forma lenta y precisa. Lo importante es no extender completamente los brazos.

Curl de bíceps con barra (explicación ejercicio página 44)
2 series x máximas reps posibles
Descanso entre series: 1 min 30 seg - 2 min / 2 min – 2 min 30 seg

Carrera en cinta de correr o en el exterior (explicación ejercicio página 86)
1 serie x tiempo

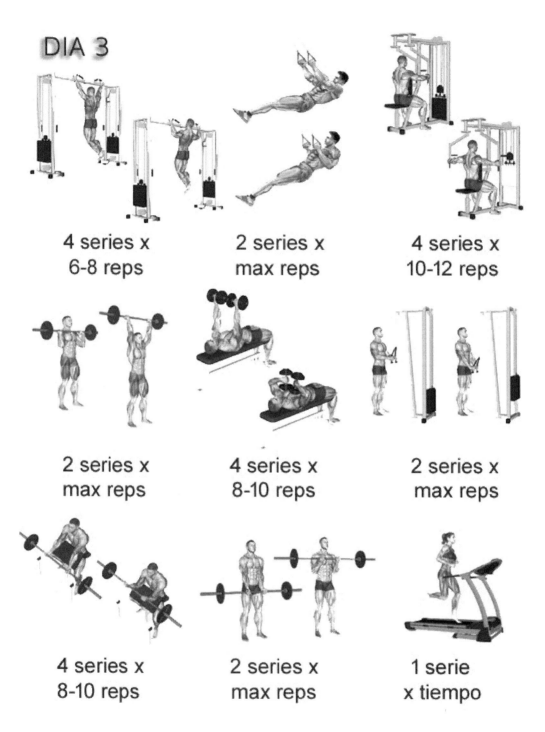

DIA 3

**4 series x
6-8 reps**

**2 series x
max reps**

**4 series x
10-12 reps**

**2 series x
max reps**

**4 series x
8-10 reps**

**2 series x
max reps**

**4 series x
8-10 reps**

**2 series x
max reps**

**1 serie
x tiempo**

DÍA 4 (imagen página 136)

Sentadilla búlgara con mancuernas (explicación ejercicio página 88)
4 series x 8-10 reps
Descanso entre series: 1 min 30 seg - 2 min / 2 min – 2 min 30 seg

Peso muerto sumo con barra (explicación ejercicio página 37)
4 series x 8-10 reps
Descanso entre series: 1 min 30 seg - 2 min / 2 min – 2 min 30 seg

Hiperextensión inversa
4 series x 8-10 reps
Descanso entre series: 1 min 30 seg - 2 min / 2 min – 2 min 30 seg

Es un ejercicio que reduce la compresión espinal y fortalece los músculos de la cadena posterior: erectores espinales, isquiotibiales y glúteos. En lugar de extender la parte superior del cuerpo hacia adelante, se extienden las piernas hacia atrás. Este patrón de movimiento único es lo que hace que la hiperextensión inversa sea tan efectiva.

Ponte boca abajo en la máquina de hiperextensión inversa y asegura los pies en los rodillos o en la correa. La parte superior de tu cuerpo debe estar sobre la almohadilla principal, el pliegue de tus caderas justo en el borde del banco y tus piernas deben colgar hacia abajo. Manteniendo las rodillas ligeramente flexionadas, exhala mientras levantas lentamente las piernas hasta que estén alineadas con tu torso, extendiendo las caderas y la parte inferior de la espalda. Intenta aguantar la posición contraída durante un par de segundos. Inhala mientras inviertes lentamente el movimiento y baja lentamente a la posición inicial.

Patada de glúteo en multipower (explicación ejercicio página 119)
4 series x máximas reps cada pierna
Descanso entre series: 1 min 30 seg - 2 min / 2 min – 2 min 30 seg

Extensión de femoral de rodillas
4 series x 10-12 reps
Descanso entre series: 1 min 30 seg - 2 min / 2 min – 2 min 30 seg

Ponte de rodillas en la almohadilla sujetando tu cuerpo con los pies entre los cojines, o si te resulta más seguro arrodíllate con una espaldera en la espalda y coloca los talones debajo del nivel más bajo. Coloca las manos sobre los hombros cruzando los brazos. Contrae el suelo pélvico y el core mientras mantienes el cuerpo recto.

Mueve lentamente tu cuerpo hacia adelante hasta que tu pecho toque el suelo si lo haces con espaldera o hasta que el pecho quede en paralelo al suelo si lo haces en la máquina.. Ayúdate con los brazos para volver a la posición inicial y repite el movimiento. Con este ejercicio trabajas tus femorales de forma aislada.

Escaladores en TRX
3 series x 20 reps
Descanso entre series: 1 min 30 seg - 2 min

Los escaladores trx en suspensión, como todos los ejercicios de TRX, trabajan desafiando tu cuerpo en condiciones de inestabilidad. Esto te obliga a involucrar constantemente a tu núcleo para realizar cada ejercicio. También ayuda a mejorar tu equilibrio y fuerza general.

Coloca los pies en las correas y camina hacia una posición de tabla completa. Mantén el tronco apretado, la espalda recta, manteniendo las caderas dobladas hacia abajo para evitar que la espalda se arquee. Lleva la rodilla derecha hacia el pecho manteniendo la pierna izquierda extendida. Cambia de pierna llevando rápidamente la rodilla izquierda hacia el pecho y extendiendo la pierna derecha. Alterna el movimiento de la rodilla derecha e izquierda con el pecho durante una cantidad determinada de repeticiones o intervalo cronometrado.

Plancha (explicación ejercicio página 21)
2 series x tiempo
Descanso entre series: 1 minuto 30 segundos – 2 minutos

Plancha lateral (explicación ejercicio página 21, pero apoyando los pies en un banco)
2 series x tiempo
Descanso entre series: 1 minuto 30 segundos – 2 minutos

DIA 4

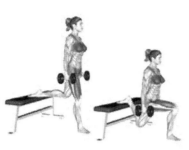
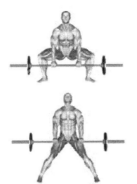
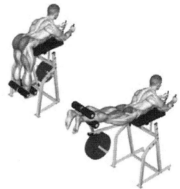

4 series x 8-10 reps	4 series x 8-10 reps	4 series x 8-10 reps

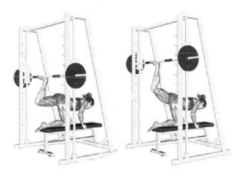
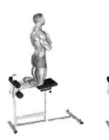

4 series x max reps
cada pierna

4 series
x 10-12 reps

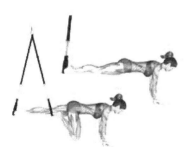
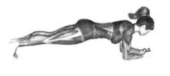
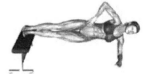

3 series
x 20 reps

2 series
x tiempo

2 series
x tiempo

Nutrición

Si te estás iniciando en este mundo tienes que partir de una premisa: tan importante o más es una nutrición adecuada como las rutinas de ejercicios a la hora de obtener los resultados que te hayas propuesto.

Dicho de forma más clara: de nada sirve que completes a la perfección todas las rutinas si no has realizado un plan nutricional adecuado. Por eso al principio de este plan hemos indicado la conveniencia de empezar primero por esta parte, por la necesidad de que te elabores un plan nutricional que vas a seguir durante el tiempo que entrenes.

Te vamos a dar todos los conocimientos necesarios para que tú mismo puedas elaborarte tu plan nutricional. Aún así vamos a incluirte una serie de dietas que bien puedes seguir, o bien puedes utilizar a modo de guía para que junto a lo que te vamos a enseñar, seas capaz de elaborarte tu propio plan nutricional hecho a tu medida.

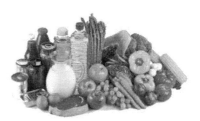

Estos son los aspectos que vamos a tratar para que partiendo de unos mínimos conocimientos no sólo seas capaz de elaborar tu propio plan nutricional, sino que además entiendas por qué lo haces:

1.- 10 reglas básicas de la nutrición deportiva. Errores a evitar
2.- Nociones generales: vitaminas, minerales, hidratación
3.- Conceptos básicos: hidratos de carbono, proteínas, grasas
4.- Las calorías: lo que debes saber
5.- Los alimentos más deportivos y los que debes evitar
6.- La "comida trampa" de los deportistas
7.- Qué comer antes, durante y después de los entrenamientos
8.- Perder Peso. Guia y dietas
9.- Ganar músculo. Guía y dietas
10.- Suplementación deportiva
11.- Guía específica nutrición para el plan 20.5

Diez temas específicos para que aprendas todo lo que necesitas saber obre nutrición.

1.- 10 reglas básicas de la nutrición deportiva. Errores a evitar

Si quieres ver resultados, sigue estas diez reglas de la nutrición deportiva. No te las saltes. Recuerda que el 70% de tu éxito se basa en seguir una nutrición adecuada:

1.- HIDRÁTATE:

El cuerpo es agua entre un 50-60%. Los músculos están compuestos entre un 70-75% de agua. Una pequeña deshidratación (un 2-3%) ya supone una bajada de rendimiento, además de que un músculo no hidratado correctamente es más proclive a lesionarse. Por último, el agua es muy necesaria para metabolizar los nutrientes de los alimentos.

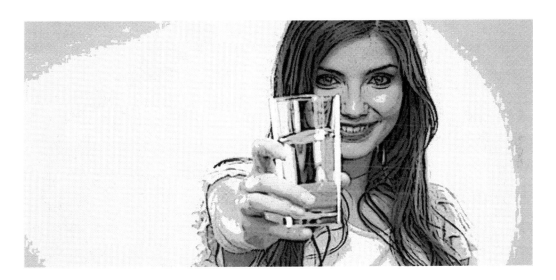

2.- LA CLAVE DE TU PLAN ES UNA DIETA SALUDABLE:

Una dieta saludable es la base por la que debes empezar a construir el edificio. No confundas dieta saludable (aquella que contiene todos los nutrientes en su justa medida) con las dietas milagros. Por lo tanto, olvídate de dietas milagros, pastillas que mejoran el rendimiento, pastillas quemagrasas, etc. No sirven.

3.- COME ALIMENTOS NATURALES:

De esta forma evitarás meterte en el cuerpo grasas trans, colorantes y conservantes artificiales o enormes cantidades de sal. Además, son alimentos mucho más nutritivos que te van ayudar a cubrir todas tus necesidades nutricionales.

4.- PRIORIZA EL CONSUMO DE FRUTAS Y VERDURAS:

Las frutas y verduras te aportan vitaminas, minerales, fibra, fitonutrientes y antioxidantes que en algunos casos sólo encuentras en frutas y verduras.

No existe dieta saludable ni óptima para el rendimiento sin frutas ni verduras. Come cada día al menos 3 frutas y una o dos raciones de verduras.

5.- PLANIFICA TUS COMIDAS:

Sin planificación es difícil llevar un orden. Efectivamente, dejar para el último instante la decisión de las comidas probablemente hará que escojas aquello que más te apetece, que no suele ser lo que te conviene. Planifica, compra y prepara con antelación: será la mejor forma de asegurarte comer lo que te conviene.

6.- PLANIFICA BIEN TU "NUTRIENT TIMING":

Para poder optimizar tus entrenamientos, rendir al máximo durante los mismos y tener una buena recuperación muscular que te permita seguir progresando en tus entrenamientos, la musculatura necesita que le des todos los nutrientes que necesita. Por ello es necesario que planifiques bien qué comer antes, durante y después de los entrenamientos. Lo aprenderás en esta sección de nutrición.

7.- LAS GRASAS NO SON TU ENEMIGO: AHORA SON TU ALIADO

Las grasas saludables no son sólo un alimento muy calórico (la razón por la que los deportistas antes no las tomaban) sino que son alimentos que influyen en la salud cardiovascular y en la recuperación y crecimiento del músculo (objetivo para quemar grasa no saludable). Así, por ejemplo, las grasas omega3 ayudan a regular los procesos inflamatorios.

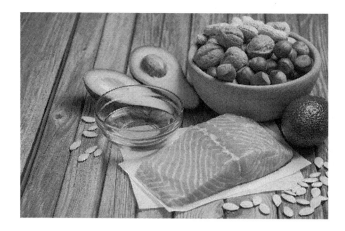

Por otro lado, una dieta muy baja en grasas te llevará a una bajada de los niveles de testosterona, lo cual evita el crecimiento del músculo. No tomes grasas saturadas pero incluye en tu dieta grasas saludables como el aguacate, aceite de oliva y omega3.

8.- SÍ A LOS CARBOHIDRATOS

Si en el pasado las grasas eran las "malas de la película", ahora lo son los carbohidratos. Olvida esas dietas milagro que reducen a la nada estos alimentos. Son la fuente principal de energía y su carencia puede afectar a tu regulación hormonal. Solo tienes que ajustar tu ingesta a tu nivel de entrenamiento y elegir frutas, cereales integrales, tubérculos y legumbres, evitando los productos refinados y azúcares añadidos.

9.- ASEGURA SUFICIENTES PROTEÍNAS

Los músculos crecen durante el descanso: en la reparación de las fibras musculares dañadas tras el entrenamiento. Las proteínas son imprescindibles para poder reparar los tejidos musculares que han sido dañados en el entrenamiento. Para ello, es necesario que incluyas proteínas en cada comida, las suficientes para llegar al final del día a la cantidad de 1,5 – 2 gr por kilo de peso.

10.- SI VAS A TOMAR SUPLEMENTOS HAZLO BIEN

Es común que toda persona que se inicia en el mundo del fitness se deje llevar encantado por la suplementación deportiva. En primer lugar debes tener claro eso: se trata de un suplemento, no un sustitutivo. La comida real es la que va a provocar esos cambios que deseas en tu cuerpo (ya sea perder grasa o aumentar masa muscular). Infórmate bien que suplementos tomas. En muchos casos, se tira el dinero. En esta sección aprenderás cuales funcionan y cuales tomar según tus objetivos.

Una vez vistas estas 10 reglas básicas, es hora de conocer, como complemento, qué errores debes evitar.

Existen 7 errores típicos de deportistas:

1.- CREER QUE SE PUEDE COMER LO QUE SE QUIERA:

Aunque quemes muchas calorías en tus entrenamientos, aunque no tengas problemas de peso, o aunque estés en fase de ganancia muscular, ten muy presente que la comida basura ataca tu salud, y que tarde o temprano, pasará factura. Incluso aunque tengas tendencia a la delgadez no ingieras este tipo de comida (salvo una vez cada dos semanas, te lo puedes permitir). Hay personas delgadas que sin embargo tienen un porcentaje de grasa corporal acorde al de personas obesas. La grasa suele pegarse a los órganos del intestino. Ten cuidado. Es la grasa visceral. Precisamente la que provoca la comida basura.

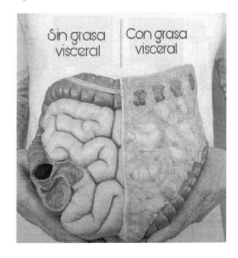

2.- COMER A DIARIO PASTA O ARROZ:

A lo mejor lo has escuchado en el gimnasio: arroz y pollo. No reduzcas tu ingesta de hidratos al arroz y la pasta, ya que no contienen todos los nutrientes que aportan los hidratos. Toma también legumbres, cereales integrales y verduras.

3.- SALTARSE COMIDAS PARA IR A ENTRENAR:

Da igual el motivo, hacerlo para adelgazar o para adaptarte a tu horario de entrenamiento: no lo hagas. Para poder rendir al máximo necesitas mantener unos niveles de energía estables durante todo el día. Si lo pretendes hacer para adelgazar peor todavía, tu cuerpo entra en modo ahorro de energía, convirtiendo la próxima comida que le llegue en grasa ya que ésta es la manera que tiene el cuerpo de almacenar energía.

4.- NO INGERIR NUNCA GRASAS:

Las grasas son necesarias para vivir. No te quepa duda. Si tu nutrición no contiene el porcentaje adecuado de grasas saludables (eso sí) aparte de que serás más propenso a enfermedades y lesiones, tu cuerpo no metabolizará adecuadamente ni los hidratos ni las proteínas que le proporcionas con buen criterio.

5.- PONERTE COMO OBJETIVO LA MISMA COMPOSICIÓN CORPORAL QUE UN PROFESIONAL:

Eres una persona normal, que trabaja, que tiene sus tareas del hogar, a lo mejor hijos y pareja a los que dedicarles tiempo y disfrutar.... Sé realista, no puedes ponerte como objetivo llegar a unos niveles de grasa de quienes compiten en bodybuilding. Ponerte un objetivo irrealista puede convertirse en un problema para tu salud.

Para un hombre, un objetivo real, puede ser un 13%-14% de porcentaje de grasa. Para una mujer, un objetivo real puede ser llegar al 17%-19% de porcentaje de grasa.

6.- ALIMENTARTE A BASE DE PROTEÍNAS:

La llamada dieta de gimnasio es un error grave. Disminuir al máximo la toma de hidratos de carbono y atiborrarse de proteínas no sirve para nada: los carbohidratos son necesarios para la reparación del músculo (es precisamente en esa fase donde va a crecer el músculo, que crece mientras se reparan las fibras dañadas en el ejercicio, no durante el ejercicio). Además, ingerir más de 2 gr de proteína al día por cada kilo de peso corporal, aparte de que no tiene ningún beneficio, podría ocasionarte problemas de salud.

7.- PESARSE A DIARIO:

En primer lugar eso es una obsesión, que además, no sirve para nada, ya que las oscilaciones diarias de peso no son significativas y dependen de muchos factores. Controlar tu peso una vez a la semana o cada 10 días es lo ideal para detectar cambios, y comprobar si lo estás haciendo bien. Pero mejor aún, hacerlo con una báscula que además te proporcione tus niveles de grasa y tejido muscular.

Es clave, ya que a lo mejor pesas lo mismo y cambias tu rutina y alimentación pensando que no lo estás haciendo bien, cuando podría ser lo contrario. Recuerda que 1 kilo de grasa pesa lo mismo que 1 kilo de músculo. Si estás perdiendo grasa pero ganando músculo a lo mejor tu peso no varía tanto, pero estás en el camino correcto.

Para entender lo que te estamos explicando, vale más una imagen que mil palabras:

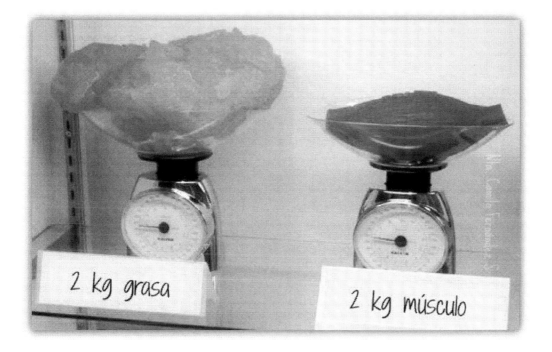

2.- Nociones generales: vitaminas, minerales, hidratación

Para ser consciente de la importancia de una nutrición correcta para conseguir tus objetivos deportivos, no sólo basta con conocer más a fondo sobre las proteínas, hidratos de carbono y grasas saludables. Es conveniente tener una noción básica más amplia. Por eso, vamos a hablar de las vitaminas, los minerales y la importancia de una correcta hidratación.

Vitaminas

Son sustancias orgánicas imprescindibles para un correcto funcionamiento del organismo. El cuerpo no puede sintetizarlas, por lo que es necesario obtenerlas a través de la alimentación. Hay dos tipos de vitaminas:

Vitaminas hidrosolubles:

Son solubles en agua. Es decir, pueden pasar a la cocción de los alimentos o al agua de lavado. Debes consumirlas a diario, porque no se almacenan en el cuerpo, su exceso se elimina a través de la orina.

Vitamina C

Participa en la formación de colágeno, por lo que es necesaria para los vasos sanguíneos, tendones y ligamentos, y la piel. Colabora a absorber el hierro en el intestino. También ayuda a reparar y mantener el cartílago, los huesos y los dientes. Se encuentra en los cítricos, fresas, kiwi, tomate, pimiento, etc...

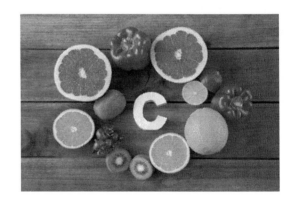

Vitamina B1 (tiamina)

Interviene en el metabolismo de los hidratos de carbono. Se encuentra en la yema de huevo, legumbres, levadura de cerveza, frutos secos y cereales integrales.

Vitamina B6 (piridoxina)

Muy importante para los deportistas, ya que participa en el metabolismo de las proteínas. Se encuentra tanto en alimentos de origen animal como vegetal.

Vitamina B2 (roboflavina)

Su importancia radica en su participación en una gran cantidad de procesos corporales tales como la desintoxicación, crecimiento, respiración celular, reproducción o mantenimiento de los nervios. Se encuentra en la levadura de cerveza, germen de trigo y en las vísceras.

Vitamina B3 (niacina)

Esencial debido a su participación en el metabolismo de proteínas, hidratos y grasas. Se encuentra en la levadura de cerveza, cereales integrales, frutos secos y germen de trigo.

Vitamina B5 (ácido pantoténico)

También muy interesante para los deportistas ya que interviene en los procesos de obtención de energía a partir de las grasas, proteínas y carbohidratos. Se encuentra en gran variedad de alimentos, siendo abundante en el huevo, cereales integrales y levadura de cerveza.

Vitamina B12

Es imprescindible para la formación de los glóbulos rojos y para los procesos de crecimiento y reparación de tejidos. Si eres vegano, debes tomarla en suplemento, ya que se encuentran fundamentalmente en alimentos de origen animal.

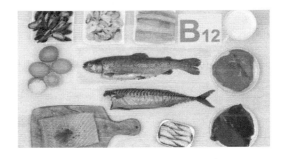

Ácido fólico

Interviene en procesos de división y multiplicación celular, actuando conjuntamente con la vitamina B12 en la formación de glóbulos rojos. Se encuentra principalmente en las verduras de hoja verde.

Vitaminas liposolubles

Este tipo de vitaminas son solubles en grasa. Se almacenan en el tejido adiposo y en el hígado. Consumirlas en exceso puede resultar incluso tóxico.

Vitamina A

Esta vitamina ayuda al funcionamiento de la visión y en aquellos procesos de protección de la piel. Se encuentra en alimentos de origen animal como los huevos, las carnes, los productos lácteos sin desgrasar y las aves.

La provitamina A (carotenoides) cumple una importante función, ya que los carotenoides tienen una función antioxidante en la prevención de tumores. Se encuentra en vegetales de color intenso, verde, anaranjado y amarillo (zanahoria, calabaza, mango, brócoli y espinacas).

Vitamina E (tocoferol)

Esta vitamina es imprescindible para un correcto funcionamiento del sistema inmunitario. Aparte, participa en la formación de glóbulos rojos y tiene una importante función antioxidante. Se encuentra en frutos secos, cereales integrales, aguacate y aceites vegetales.

Vitamina D

Esta vitamina participa en el metabolismo del músculo. También en la regulación de procesos hormonales e inflamatorios, y en los procesos de absorción y asimilación del calcio. Se encuentra en la yema de huevo, lácteos y en los pescados azules. Podemos sintetizar esta vitamina a partir del colesterol mediante la exposición de la piel a la luz directa del sol.

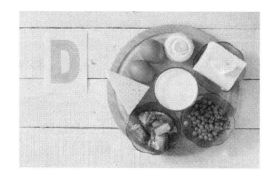

Vitamina K

Participa en los procesos de coagulación sanguínea. Se encuentra en alimentos de origen animal como los quesos y los huevos y en vegetales como el brócoli, coles, espinacas y lechuga.

Minerales

Los minerales son vitales. Son necesarios para fabricar hormonas, participan en los procesos de formación de los tejidos y forman parte imprescindible de numerosas proteínas.

Minerales

Calcio

Este mineral es esencial durante el embarazo, lactancia, infancia y adolescencia para prevenir la osteoporosis. Asimismo, es fundamental para la formación y resistencia de los huesos.

Regula la coagulación de la sangre y las conexiones nerviosas y musculares. Se encuentra en la leche, yogur, queso, verduras, fruta seca, judías, pan integral, sardinas, berros y perejil.

Magnesio

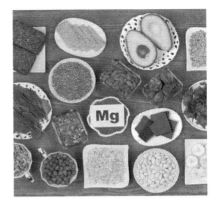

Ayuda a transmitir el el impulso nervioso a los músculos y a la formación de los huesos. Favorece el sueño y funciona como laxante. Participa en el metabolismo celular de hidratos de carbono, lípidos y proteínas. Se encuentra en el chocolate, cereales integrales, vegetales verdes, soja y algunos frutos secos como almendras, cacahuetes, avellanas y nueces.

Fósforo

Es fundamental para la formación de los huesos y en la producción de energía. Se encuentra en legumbres, chocolate, soja, yema de huevo, frutos secos y en alimentos ricos en calcio.

Potasio

Se trata de un mineral fundamental para el funcionamiento de todas las células. Interviene en la conducción del impulso nervioso y de la contracción muscular. Regula la entrada de agua en los tejidos nerviosos. Se encuentra en plátanos, naranjas, legumbres, frutos secos, aguacate, patatas, cereales integrales y tomates.

Microelementos

Hierro

Forma muchas enzimas de la cadena respiratoria. Se encarga del transporte del oxígeno a los tejidos y la salida de CO_2 al exterior. Se localiza en la hemoglobina de la sangre. Se encuentra en lentejas, pollo, marisco, pescado azul, dátiles, garbanzos, guisantes y cacahuetes.

Cobre

Participa en la síntesis de proteínas, es necesario para la formación de melanina, forma varias enzimas y ayuda al hígado. Lo encuentras en la carne, mariscos, aves, legumbres, frutos secos y chocolate.

Zinc

Estimula el sistema inmune, siendo esencial para el crecimiento, reproducción y producción de insulina y órganos sexuales. Lo encuentras en el ajo, huevos, sardinas, pollo, cangrejos, cordero y almendras.

<u>Oligoelementos</u>

Cromo

Participa en el metabolismo de los hidratos de carbono y las grasas y en la producción de insulina. Regula la glucosa en sangre. Se encuentra en yema de huevo, quesos, carne, levadura de cerveza y cereales integrales.

Silicio

Ayuda a fijar el calcio en los huesos y previene las lesiones articulares. Es esencial para la formación de los tejidos conectivo, óseo, piel, cabello y uñas. Lo encuentras en vegetales fibrosos, mariscos y cereales integrales.

Selenio

Forma parte del sistema de defensas. Es un mineral antioxidante que retrasa el envejecimiento y es importante como control del colesterol. Se encuentra en pescados, mariscos, carne, leche, yema de huevo, champiñones, cebolla y ajo.

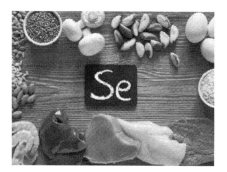

La importancia de una correcta hidratación

En lo que a cualquier deportista le interesa, el agua es esencial en la regulación de la temperatura corporal. La energía empleada durante el ejercicio físico, en un 75%, se disipa en forma de calor. Gracias a la evaporación del sudor, el cuerpo puede mantener la actividad muscular sin una excesiva elevación de la temperatura corporal. Por todo ello, reponer el líquido eliminado a través del sudor es esencial para la seguridad y buen desarrollo de la actividad física.

Aparte, el agua es un verdadero nutriente, ya que se involucra en muchísimas funciones del organismo. Es el medio en el que tienen lugar todas las reacciones químicas de nuestro cuerpo. Actúa como transportador de nutrientes y como vehículo para eliminar productos de desecho, y lubrica y proporciona soporte estructural a tejidos y articulaciones.

Como se puede observar, no sólo es vital una importante hidratación durante la práctica deportiva, sino durante todo el día.

¿Cuánto líquido debes beber?

En el día a día

Aunque las necesidades varían en cada persona según una serie de factores, lo normal es que un adulto sano necesite unos 2,5-3 litros de agua al día, incluyendo el agua presente en alimentos, infusiones, zumos y otra bebidas. La cantidad de agua a consumir también está relacionada con las calorías que se ingieren. A más calorías, más agua. El cálculo aproximado es 1-1,5 ml por Kcal.

Antes de la práctica deportiva

Lo normal es beber unos 500 ml dos horas antes del ejercicio, para provocar una adecuada hidratación y al mismo tiempo dejar tiempo para la excreción del agua tomada en exceso.

Lo ideal es llegar al entrenamiento con niveles normales de electrolitos en sangre. (sodio, potasio, magnesio, etc). Es suficiente con una adecuada ingesta de comida y líquidos las 8-12 horas previas al ejercicio y beber regularmente las horas previas.

Durante el ejercicio

Es difícil hacer una recomendación general pues las pérdidas de agua y de electrolitos dependen de muchos factores y la variabilidad entre personas es considerable. No obstante sí se pueden hacer una serie de recomendaciones.

En primer lugar, se debe evitar beber más líquidos de los que se pierden durante el sudor. ¿Cómo podemos saberlo? Guíate por tu sed. Bebe cuando tengas sed. La sed es un mecanismo de retroalimentación en tiempo real.

En segundo lugar se puede afirmar que si la actividad dura menos de una hora, no es necesario que bebas nada si has llegado a la misma bien hidratado. Si dura más, si es recomendable beber líquidos.

Todo esto, ojo, dependerá de la temperatura exterior: no es lo mismo practicar deporte a 15 grados que a 35 grados. La sed nuevamente será tu indicador.

Finalmente, se puede establecer que un consumo de 400-800 ml a la hora, en pequeños sorbos a intervalos regulares cada 15-20 minutos cubre las necesidades de la mayoría de deportistas.

Después del ejercicio

En general, el consumo de bebidas y alimentos restablecerá el estado de euhidratación (tener los niveles normales de electrolitos). Si has terminado deshidratado, deberás ingerir 1,5 litros por cada kilo de peso perdido, siendo lo ideal bebidas con sodio y snacks salados para estimular la sed y favorecer la retención del líquido.

<u>¿Qué líquidos debes beber?</u>

Durante el día a día el mejor líquido es el agua. **Durante el ejercicio de más de una hora, o competiciones,** lo ideal son bebidas deportivas, pues atacan a los dos problemas que pueden darse: la hipoglucemia y disminución de hidratos de carbono almacenados en forma de glucógeno, y la deshidratación por pérdida de agua y electrolitos a través del sudor.

Este tipo de bebidas, para ser efectivas, deben cumplir estos criterios:

- que contengan entre 80-350 Kcal/litro
- el 75% de la energía debe provenir de hidratos de carbono de alto índice glucémico (glucosa, sacarosa y maltodextrinas)
- como máximo deben aportar 9% de hidratos de carbono (90 g/l)
- el contenido en sodio debe estar entre 460-1150 mg/l (20.50 mmol/l)
- deben tener una osmolaridad entre 200-300 mOsml/kg de agua. Las bebidas isotónicas tienen entre 270-330 mOsm.

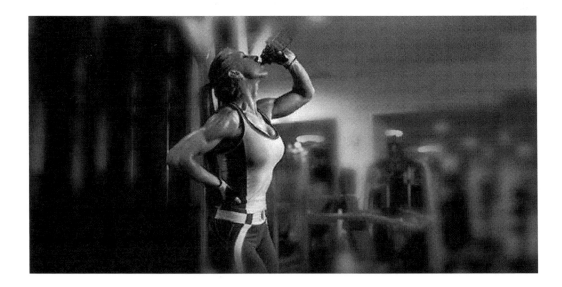

Los dos problemas derivados de una mala hidratación

1.- Deshidratación:

Es el defecto de la reposición de líquidos. Los efectos leves que te van a mostrar síntomas de deshidratación son la sed, malestar y fatiga, dolor de cabeza, rubor, dificultad para respirar, de concentración y descoordinación. Los síntomas graves son una elevación de la temperatura, aumento de pulsaciones, mareo, falta de sudor, dificultad para respirar y hablar, espamos musculares y delirios. Cuidado, detectar estos síntomas a tiempo no sólo evita problemas de salud sino que puede salvar vidas.

Para saber si estás correctamente hidratado, durante el día, puedes hacerlo observando el color de la orina:

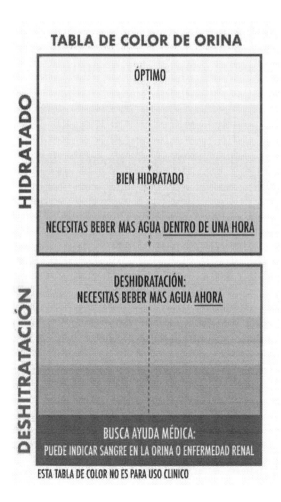

De esta forma, si estás deshidratado, evita hacer deporte hasta no alcanzar unos niveles adecuados de hidratación.

2.- Hiponatremia:

Es un exceso de hidratación en forma de agua sola y bajada de sodio en sangre. Además de agua, a través del sudor se eliminan muchas sales minerales, siendo la que más el sodio. Si durante una actividad deportiva prolongada se bebe un exceso de agua sola, se podrá llegar a un estado de hiponatremia: se produce una bajada de los niveles de sodio extracelulares, pues se elimina mucho sodio por el sudor y solo se ingresa agua, con lo que el sodio que hay en la sangre se diluye aún más, generando un gran desequilibrio. Esto provoca que el agua se traslade del espacio extracelular al interior de las células haciendo que éstas se hinchen.

Otras células pueden manejar esto, pero las del cerebro no pueden, provocando síntomas neurológicos que pueden llegar a ser fatales.

Los síntomas leves de hiponatremia son desorientación, confusión, descoordinación, mareos, náuseas y vómitos, diarrea y debilidad muscular. Los graves son convulsiones, pérdida de conocimiento, coma, edema pulmonar, edema cerebral y parada cardiorespiratoria.

Consecuencias de la deshidratación sobre el rendimiento deportivo

1-2%

Una deshidratación brusca del 2% puede provocar una disminución del rendimiento deportivo entre un 10 y un 30%.

3%

Puede provocar mareos, calambres, menos resistencia, incremento de la temperatura corporal hasta 38° y riesgo de lipotimia.

4-6%

Contracturas, dolor de cabeza, aumento de la temperatura corporal hasta 39° y disminución de la fuerza muscular. Debilidad, agotamiento e irritabilidad.

6-8%

Posible fallo orgánico, contracturas graves, golpe de calor, agotamiento, parestesias y alteraciones psíquicas y motrices.

Más del 10%

Riesgo vital por golpe de calor.

3.- Conceptos básicos: hidratos de carbono, proteínas, grasas

HIDRATOS DE CARBONO

Son la principal fuente de energía del organismo. Constituyen el componente mayoritario de nuestra dieta. Hoy día hay muchas tendencias que van en la línea de disminuir su consumo.

El índice glucémico (IG)

Es una medida que se utiliza para clasificar a los alimentos ricos en hidratos de carbono en función de la respuesta glucémica que producen tras la ingesta de 50 g de ese hidrato de carbono. Se clasifican en función del incremento que producen en los niveles de glucosa en sangre.

En función de este valor, se clasifican en alimentos de bajo, moderado o alto índice glucémico.

CLASIFICACIÓN ALIMENTOS SEGÚN SU ÍNDICE GLUCÉMICO	
BAJO (> 55)	Producen una subida lenta y gradual en los niveles de glucosa plasmática e insulina
	Frutas, verduras, legumbres, frutos secos, lácteos
MODERADO (56-70)	Subidas de glucosa e insulina moderadas
	Pan, pasta y cereales integrales
ALTO (70-100)	Producen una rápida y brusca subida de los niveles de glucosa e insulina que retornan a niveles basales también muy rápido
	Pan blanco, patatas, arroz blanco, pastas refinadas,refrescos, bebidas deportivas, miel

Esta clasificación es de gran utilidad en la alimentación de los deportistas. Efectivamente, los deportistas deberán elegir alimentos de alto o bajo IG según los objetivos y el momento. En las horas previas a una competición o entrenamiento se debe elegir alimentos de moderado o bajo IG, porque mantienen más estables los niveles de glucosa en sangre e incrementan el tiempo de resistencia. En cambio, durante un entrenamiento prolongado o competición y después del mismo, se puede optar por alimentos con alto IG, que disparan los niveles de glucosa en sangre y por tanto de insulina. La insulina tiene efectos anabólicos, estimula la producción de glucógenos muscular , frena el desgaste muscular producido por el ejercicio y estimula los procesos de reparación y formación de masa muscular.

¿Cuántos hidratos de carbono necesita un deportista?

En los deportistas las necesidades de hidratos de carbono varían mucho según los objetivos corporales que se tengan (subir volumen, bajar peso, etc...), la duración e intensidad del entrenamiento, el peso de cada deportista o la modalidad deportiva (correr, levantamiento de pesas, etc..).

Aquí tenéis dos tablas que os van a ayudar mucho para que podáis conocer las recomendaciones de consumo que os interesen.

ENTRENAMIENTO	INGESTAS RECOMENDADAS CH
Suave/ Objetivo pérdida de peso	3 – 5 g / Kg / día
Ejercicio moderado (60-90 minutos / día)	5 – 7 g / Kg / día
Moderado / alta intensidad (1-3 h / día)	7 – 12 g / Kg / día
Entrenamiento muy intenso (> 4 h / día)	>= 10 – 12 g / Kg / día

OBJETIVO	INGESTAS RECOMENDADAS CH
Optimizar reservas de glucógeno	7 – 12 g / Kg de peso
Recuperación rápida de glucógeno muscular (<8 horas entre sesiones)	1-1.2 g / Kg inmediatamente después del entrenamiento. Repetir toma cada hora hasta siguiente entrenamiento
Aumentar disponibilidad de CH durante entrenamiento prolongado	1 – 4 g / Kg de peso 1 - 4 horas de entrenamiento
Durante entrenamiento / competición	30 – 90 g

Alimentos ricos en hidratos de carbono recomendados para deportistas

Un error clásico para los que se inician en la actividad deportiva con cierta intensidad es atiborrarse de arroz y pasta. Hay que tener presente que reducir la ingesta de hidratos de carbono a estos alimentos provoca que no se ingieran otros nutrientes esenciales para un buen rendimiento deportivo y una buena salud.

Verduras y hortalizas

Además de un buen aporte de hidratos de carbono, contienen numerosas vitaminas, minerales, antioxidantes y fitonutrientes. Son también ricas en fibra soluble, que ayuda a regular el tránsito intestinal, aporta sensación de saciedad, ralentiza la absorción de hidratos de carbono y grasas y capta determinadas sustancias como el colesterol y numerosas toxinas en el intestino.

Se recomienda ingerir un mínimo de 400 gramos diarios de verduras y frutas, para prevenir el desarrollo de enfermedades crónicas como diabetes, cánceres, obesidad y cardiopatías. Las raciones estándar de verduras crudas oscilan entre 100 y 200 gramos por persona.

Frutas

Se recomienda tomar al menos 3 frutas al día. Aportan fructosa, agua, vitaminas, fibra soluble, fitonutrientes y minerales.

Legumbres

Son muy bajas en grasa y tienen un alto contenido en proteínas. Tienen un alto contenido en fibra soluble e insoluble, siendo ricas en almidón lo que provoca su bajo IG. Al menos deben consumirse legumbres dos veces a la semana.

Cereales

Son una fuente esencial de carbohidratos. Trigo, arroz, maíz, centeno, quinoa, etc, son fundamentales en nuestra dieta. Integrales son más adecuados ya que son más nutritivos, tienen más fibra y presentan un menor índice glucémico.

Tubérculos

Son ricos en vitaminas del grupo B, vitamina C y minerales como el magnesio, fósforo y potasio. La patata, la remolacha o el boniato no deben faltar en nuestra dieta.

PROTEÍNAS

Las proteínas son los bloques estructurales del músculo. Están formadas por un total de 20 aminoácidos diferentes, que son sus unidades constitutivas básicas.

Las proteínas son necesarias para reparar y construir los músculos después de un entrenamiento intenso.

¿Cómo seleccionar las proteínas?

La calidad de las proteínas viene determinada por su contenido en aminoácidos esenciales: son aquellos que el cuerpo no puede fabricar por sí mismo y tienen que aportarse a través de la dieta.

Las proteínas que presentan el mayor porcentaje de aminoácidos esenciales son las de origen animal. Para conseguir mejor calidad, aunque prime el consumo de proteínas de origen animal, debe combinarse el consumo de ambos tipos de proteínas.

Las fuentes de proteína animal son carnes, pescados, mariscos, huevos y lácteos. Las de origen vegetal las puedes encontrar en los cereales, las legumbres y los frutos secos. Cuando se toman proteínas de origen vegetal, es más que interesante mezclarlas, ya que de esta forma complementamos los aminoácidos de unos con los otros (cereales con legumbres, como lentejas y arroz, fideos y garbanzos, etc..)

Los aminoácidos esenciales más importantes para los deportistas son los de cadena ramificada o BCAAs: presentan importantes funciones en el metabolismo proteico, en las funciones neurológicas y en la regulación de los niveles de glucosa e insulina plasmática. Son tres BCAAs: valina, leucina e isoleucina, siendo la leucina la que tiene la capacidad de estimular la síntesis proteica. Para conseguir este estímulo hacen falta de 2 a 3 gramos de leucina.

¿Qué cantidad de proteínas debemos consumir?

Los deportistas tienen más necesidades de consumir proteínas debido al desgaste muscular que ocasiona la actividad deportiva. Se recomienda entre 1,4 y 2 gramos de proteínas por kilo de peso, aunque puede variar en función del objetivo que tengamos. Si buscamos aumentar volumen consumir 1,7 gramos es buena opción, si por el contrario buscamos definir (pérdida de grasa) se aconseja consumir 2 gramos, ya que el déficit calórico que tenemos que conseguir para perder grasa y definir puede provocar pérdida de músculo, por lo que para evitarlo aumentamos el consumo de proteínas y seguimos haciendo ejercicios de musculación.

¿Cómo tomar las proteínas?

Lo más adecuado es repartir el consumo de proteínas en pequeñas ingestas, unos 20-30 gramos en 5 ó 4 tomas a lo largo del día. Tiene muchos más beneficios que hacerlo sólo en dos ingestas grandes (comida y cena). Esta pauta de consumo mejora la composición corporal ya que aumenta la masa muscular y disminuye el porcentaje de grasa.

¿Cómo elegir los alimentos que contienen proteínas?

Las proteínas se clasifican por su valor biológico. Este índice da un valor de 1 a 100 teniendo en cuenta tres aspectos: aminograma (cantidad de aminoácidos esenciales de que dispone), proporción (que estos aminoácidos se encuentren en un porcentaje adecuado) y asimilación (facilidad de asimilación por el organismo).

Cuanto más valor biológico mejor es la calidad de la proteína. Es decir, son las que tienen mayor cantidad de aminoácidos esenciales en la proporción adecuada y más asimilables, que son las de origen animal. Las de origen vegetal mantienen un valor biológico menor, en parte porque son menos digeribles y asimilables por su contenido de fibra.

Para escoger alimentos concretos, aparte del valor biológico, debes observar la cantidad de grasa que aportan. Aquí tienes un listado de algunos alimentos ricos en proteínas junto al porcentaje de grasa que contienen:

LENTEJAS: 23% proteína / 1,7% grasa
ATÚN AL NATURAL: proteína 23% / grasa 5%
JUDÍAS BLANCAS: proteína 21% / grasa 1,6%
SALMÓN: proteína 21% / grasa 11%
HUEVOS DE GALLINA: proteína 13% / grasa 11%
PECHUGA DE PAVO: proteína 29% / grasa 2,6%
YOGUR GRIEGO: proteína 6,4% / grasa 10%
ALMENDRAS CRUDAS: proteína 19% / grasa 54%
PECHUGA DE POLLO: proteína 22% / grasa 6,2%
CARNE DE TERNERA: proteína 30% / grasa 4,6%
SOJA FRESCA: proteína 13% / grasa 6,8%
JAMÓN SERRANO: proteína 28% / grasa 22%
QUESO CURADO: proteína 35% / grasa 34%

Valor Biológico de algunos alimentos

Alimentos	Valor Biológico
Proteína de Whey	110
Leche	93
Huevo	93
Carne de Vaca	76
Cacahuete	74
Patata	69
Avena	65
Arroz	65
Maíz	59
Soja	41

20 gramos de proteínas

Alimento	Cantidad
Claras de huevo	6
Pan de molde	8 rebanadas
Atún	2 latas
Fiambre de pavo	5 lonchas de 30 gramos
Pechuga de pollo	100 gramos, 1 filete
Judías	3 fabadas
Yogurt	5 de 125 g
Berberechos	2 latas
Nueces	25
Brócoli	2 arbolitos

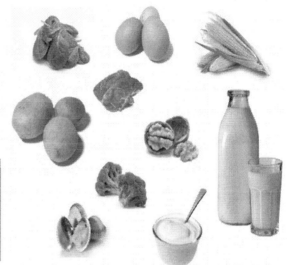

GRASAS

Quítate de la cabeza el concepto negativo sobre las grasas. Las grasas son necesarias por las diversas funciones que desarrollan en el cuerpo: son imprescindibles para el desarrollo del cerebro y el funcionamiento del sistema nervioso central, funcionan como reserva energética y forman parte de las membranas de todas las células del cuerpo.

Simplemente, tienes que aprender qué grasas comer, cómo y cuándo. Vamos a verlo en profundidad, pero ve metiéndote esto en la cabeza: toma grasas saludables y olvida las grasas saturadas.

Tipos de grasas

Grasas saturadas

Son las que debes restringir su consumo, pero no eliminarlo, ya que también son necesarias, eso sí, no superando el 8% de tu ingesta calórica total. Su elevado consumo, junto al sedentarismo o exceso de azúcares simples, ayudan al desarrollo de diversas enfermedades cardiovasculares o cánceres.

Están presentes sobre todo en alimentos de origen animal como las carnes, la manteca y derivados lácteos (mantequilla, leche entera, nata, quesos grasos) y la yema de huevo. El aceite de palma y de coco son fuentes vegetales de grasas saturadas.

Este tipo de grasa es el que hace que te sientas pesado a la hora de hacer ejercicio, poco ágil, etc...

Grasas insaturadas

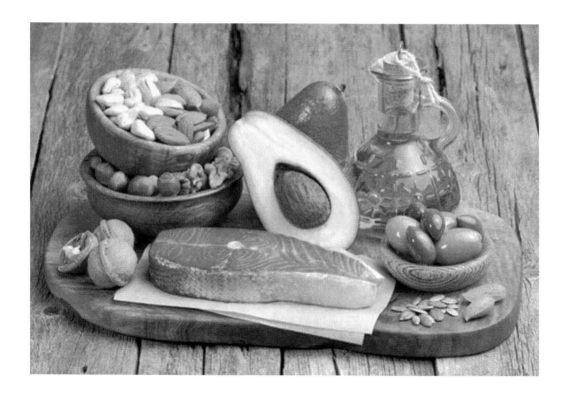

Su consumo se asocia con efectos beneficiosos para la salud. Es lo que ahora conocemos como "grasas buenas o grasas saludables". Se clasifican en dos tipos: grasas monoinsaturadas y grasas poliinsaturadas.

Grasas monoinsaturadas:

Su ingesta ayuda a prevenir enfermedades cardiovasculares y cánceres, a la par que ayudan a una reducción del nivel de colesterol total en la sangre. Se encuentran en alimentos como el aceite de oliva, el aguacate y las almendras.

Grasas poliinsaturadas:

Son grasas esenciales que deben ser aportadas por la dieta, ya que nuestro cuerpo no puede sintetizarlas. Existen dos tipos: las omega 3 y las omega 6.

Las omega 3 se encuentran en el pescado azul así como en algunas semillas y frutos secos. Las omega 6 se encuentran en aceites vegetales como el de girasol, soja, etc.

Ambas son necesarias para el correcto equilibrio de las funciones corporales. El problema viene cuando la relación entre omega 6 y omega 3 se desequilibra, ya que las grasas omega 6 promueven los procesos inflamatorios y las omega 3 facilitan los procesos antiinflamatorios. Hay que tener presente que las grasas omega 6 se encuentran de forma abundante en los alimentos procesados.

Para los deportistas, la suplementación con omega 3 tiene varios beneficios: efectos anti-catabólicos y anabólicos, mejora la sensibilidad a la insulina y la composición corporal, y proporciona control de la respuesta inflamatoria.

Cómo consumir grasas

Vamos a exponer algunos consejos:

- Toma pescado azul al menos 4 veces a la semana, por su alto contenido en omega 3.
- Modera el consumo de embutidos, lácteos grasos (mantequilla, nata) y carnes, para no abusar así de las grasas saturadas
- Reduce la ingesta de aceites vegetales y alimentos procesados para reducir la toma de omega 6
- Para cocinar elige aceite de oliva virgen, añádelo a las ensaladas, y también aguacates, así tomarás grasas monoinsaturadas

4.- Las calorías: lo que debes saber

Una caloría es la cantidad de calor que necesitas para elevar un grado Celsius la temperatura de un kilo de agua. Nuestro cuerpo oxida la comida obteniendo 4 Cal por gramo de proteínas, 4 Cal por gramo de hidratos de carbono y 9 Cal por gramo de grasa.

¿Cuántas calorías se necesitan al día?

La pregunta del millón. Nadie es igual a nadie en cuestión de calorías. Cada persona tiene un metabolismo diferente, debido por un lado a la genética y por otro lado, a una serie de factores como la actividad física, horas de sueño, edad, sexo, etc...

De manera general, lo recomendado es ingerir de 2.000 a 3.000 Calorías por día.

¿Basta reducir calorías para perder peso o aumentarlas para ganar músculo?

Habrás leído u oído muchas veces que para ganar músculo hay que hacerlo en superávit calórico o para perder peso se consigue en déficit calórico. Pues bien, contar las calorías que ingieres a diario no es la mejor fórmula para conseguir uno u otro objetivo. Las personas somos máquinas complejas difíciles de ajustar a fórmulas matemáticas.

2000 CALORÍAS

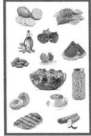

NO ES LO MISMO DE UNA COSA QUE DE OTRA....

Cada alimento se digiere de forma diferente. Por ejemplo, cuando ingieres 300 calorías de zanahorias el cuerpo no quema o guarda estas calorías de la misma forma que cuando ingieres 300 calorías de helado de vainilla.

Además, un mismo alimento aporta diferentes calorías según la forma de cocinarlo, el grado de cocción o la temperatura. No es lo mismo 300 calorías de patatas fritas que de patata asada.

Hay estudios que han demostrado que las personas que comían alimentos que requerían más trabajo de digestión, eran más delgadas que personas que ingerían alimentos alimentos más suaves de digerir.

Esto es así porque la fibra o proteína que contienen algunos alimentos convierten las calorías que contienen en "calorías activas", porque requieren un esfuerzo mayor a la hora de la digestión y el cuerpo absorbe menos calorías de las que cuentan en las clásicas tablas que reflejan las calorías de los alimentos.

Por otro lado, hay alimentos que pueden ayudar a quemar más calorías: cafeína, chocolate, té, especias picantes, etc... Estos alimentos activan el sistema nervioso central y aumentan el metabolismo hasta un 12% más.

Por tanto, no está mal que vigiles las calorías que ingieres cada día, pero no lo hagas de forma exacta y para siempre. Hazlo solo al principio de iniciarte en una vida saludable, para que te ayude a ir controlando tu nueva dieta, no más de 2 semanas.

Causas que te hacen guardar calorías y fracasar en la dieta

Hay personas que aún comiendo poco siguiendo dietas bajas en calorías, no consiguen adelgazar.

Aparte de que no todas las calorías son iguales y la genética es distinta en cada persona, hay factores que sí podemos controlar: lo que haces en el día a día:

La falta de sueño

Las personas que no duermen bien o las horas suficientes tienen problemas para adelgazar o mantener el peso. Una de las razones es que picotean más y con alimentos más grasos y dulces.

Pasar hambre o no comer lo suficiente

Muchas personas que quieren adelgazar cometen el mismo error de bulto: desayuno muy insuficiente y reducción de las comidas a dos, de poca cantidad. Es al revés, hay que hacer 5 comidas al día para quemar más calorías y mantener el metabolismo activo.

Con esto además se evita acumular grasa, porque al pasar hambre se alteran los niveles de insulina y glucosa en sangre, favoreciendo la acumulación de grasa: el cuerpo entra en modo ahorro por propia naturaleza.

La grasa es la forma principal de almacenaje de energía.....

El estrés

El estrés libera la hormona cortisol, que disminuye el metabolismo, favoreciendo la acumulación de grasa extra para tener reservas. Esta hormona también degrada la masa muscular.

La acumulación de grasa extra es un mecanismo defensivo heredado en nuestra naturaleza humana desde tiempos ancestrales: cuando vienen malos tiempos, mejor guardar grasa de reserva para sobrevivir.

No mantener la masa muscular

Cuanto menos masa muscular tienes, menor es tu consumo de oxígeno y menos calorías necesitas al día para mantenerte. Es decir, a más masa muscular más calorías gastas. Por esto se insiste tanto en incluir rutinas de pesas que aumenten o mantengan la masa muscular en aquellos planes de adelgazamiento, y no dejarlo todo en manos del cardio.

Es lo que suele suceder, se siguen dietas bajas en calorías y se hacen sesiones diarias de runing, zumba o bici estática. Con el paso del tiempo, no obtienen resultados volviendo a los niveles iniciales o incluso aumentando de peso. El cuerpo se hace eficiente en el ejercicio físico, y si al principio podías quemar muchas calorías en esas sesiones de ejercicio cardiovascular, pasado un tiempo, apenas quemarás calorías.

Haznos caso, aunque tu objetivo sea sólo perder peso incluye ejercicios de fuerza en tu actividad física. Ten en cuenta que a partir de los 35 años se pierde masa muscular si no se hace nada para evitarlo.

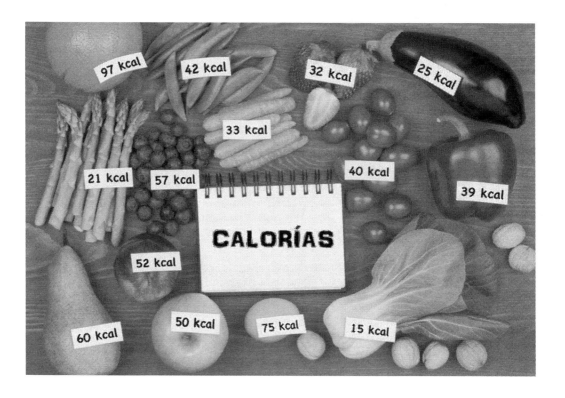

5.- Los alimentos más deportivos y los que debes evitar

Todas las vitaminas, minerales, fibra, fitonutrientes, proteínas, hidratos de carbono y grasas, deben ser aportados por los alimentos. La suplementación es sólo eso, una ayuda. No pretendas sustituir tus proteínas, vitaminas o minerales por batidos. Los alimentos son la clave de todo plan nutricional efectivo que te permita alcanzar los objetivos que te has marcado. Así que vamos a darte una lista de aquellos alimentos que no deben faltar en tu dieta. También te vamos a indicar aquellos alimentos a los que no debes darles ni los buenos días.

<u>Alimentos que no deben faltar en tu dieta</u>

Agua

No hay mejor líquido para beber. Es un verdadero nutriente. Tu cuerpo y tus músculos están formados mayoritariamente por agua.

Frutas cítricas, fresas y kiwi

Son ricas en vitamina C. Tómalas a diario.

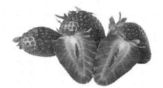

Frutos rojos

Frambuesas, arándanos, cerezas, fresas, moras, etc, están cargados de vitaminas, flavonoides y antocianos que protegen el sistema inmunitario. Recuerda que con la práctica deportiva nuestras defensas bajan por lo que es importante reforzar nuestro sistema inmune.

Verduras verdes

Espinacas, brócoli, lechuga, etc, debes tomarlas a diario ya que contienen calcio, ácido fólico, provitamina A y vitamina C. Además ayudan a la prevención del cáncer y a evitar la osteoporosis.

Plátano

La fruta del deportista. Aporta hidratos de carbono de fácil digestión, ideal para tomar entre horas o antes de los entrenamientos. Tiene mucha fibra, potasio, manganeso, magnesio, vitamina C y vitamina B6.

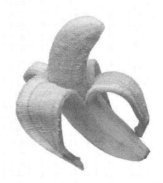

Cereales integrales

Cámbiate a las versiones integrales de los cereales: aportan más fibra, vitaminas y minerales. Tienen un índice glucémico menor y ayudan a mantener más estables los niveles de azúcar en sangre.

Legumbres

Tienen un alto contenido en proteínas de alto valor biológico, ya que tienen una buena proporción de aminoácidos esenciales. Son ricas en hidratos de carbono tipo almidón, con un alto contenido en fibra de tipo soluble e insoluble, son muy bajas en grasas y ricas en magnesio, manganeso, zinc, hierro y en vitaminas del grupo B. Así que no dejes de tomar garbanzos, lentejas o alubias.

Aguacate

Contiene vitamina E y vitaminas del grupo B, siendo además rico en minerales como el potasio y el magnesio. Es rico en grasas monoinsaturadas. ¡No puede faltar en tu dieta!

Lácteos y derivados

La proteína de la leche es una de las de mayor calidad y tiene un alto contenido en leucina, que estimula los procesos de síntesis proteica. Tomar leche después de entrenar acelera la recuperación muscular. Los lácteos además son ricos en calcio, que se une a las grasas en el intestino disminuyendo su absorción.

Frutos secos

Son una excelente fuente de energía. Contienen grasas de tipo insaturado y poliinsaturado cardiosaludables. Aportan fibra, minerales antioxidantes, vitaminas y proteínas vegetales.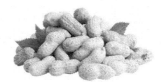

Avena

Un cereal muy completo. Contiene avenosa, un estimulante muy adecuado para los deportistas. También contiene ácidos grasos sanos. Ayuda a reducir el colesterol por su contenido en betaglucanos. Es nutritivo, energético y de fácil digestión, aportando proteínas, hidratos de carbono de asimilación lenta y varios minerales así como vitaminas (vitamina E, y del grupo B).

Pseudocereales

Quinoa, trigo sarraceno, amaranto, etc... tienen un alto valor nutricional. No contienen gluten, contienen más cantidad de proteínas que los cereales y éstas son de gran calidad.

Aceite de oliva virgen extra

Contiene grasa de tipo monoinsaturado. Aumenta el colesterol bueno (HDL) sin aumentar el colesterol total en la sangre. Es muy rico en vitamina E, carotenos y polifenoles, todos ellos con actividad antioxidante. Conserva todas las cualidades del aceite intactas porque se obtiene por un proceso de prensión en frío.

Tubérculos

Son muy recomendables para los deportistas, por ser ricos en hidratos de carbono tipo almidón. Contienen vitaminas del grupo B y minerales como el hiero, selenio, potasio, fósforo, magnesio y flúor. No contienen gluten y aportan fibra.

Carne de pollo y pavo

Aportan proteínas de gran calidad y fácil digestión. Son ricas en fósforo y zinc y en vitaminas del grupo B, aportando muy pocas calorías. Son idóneas para mezclar con pasta, arroz y verduras. Quítales la piel y la grasa visible.

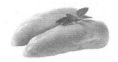

Huevos

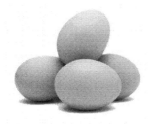

El huevo es el alimento con mayor densidad de nutrientes listos para ser utilizados por nuestro organismo. Es rico en aminoácidos esenciales, ácidos grasos, vitaminas y minerales con un bajo aporte calórico. La clara aporta 17 calorías y 3,6 gramos de proteína de alto valor biológico. La yema aporta 54 calorías y 2,7 gramos de proteínas. Es una fuente de vitaminas A, D, B2, B5, B12, folato y minerales como el hierro, calcio, fósforo, selenio y zinc. Rica en colina y carotenoides vegetales.

Pescado azul

Es la principal fuente de grasas omega 3. Además contiene proteínas de buena calidad siendo rico en vitaminas A, D y E, con un alto contenido en vitamina B12. Es rico en minerales como el fósforo, magnesio, hierro, yodo y calcio.

Carne roja

Tienen un alto contenido en proteínas de calidad, vitaminas del grupo B y minerales como el zinc, el potasio y el fósforo. Su consumo muy elevado se asocia con enfermedades cardiovasculares. Reduciendo su consumo a 1-2 veces a la semana, y cocinándolas a temperaturas no muy altas para que no se formen unos compuestos que tienen actividad posiblemente cancerígena, no hay problema.

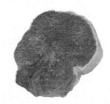

Pasta y arroz

Aunque a día de hoy no son las fuentes fundamentales de hidratos de carbono, y hasta se les ha demonizado, no hay razones para no consumirlos con moderación. Mejor si los tomas en su versión integral.

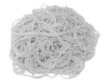

Carne de cerdo

Siempre que cojamos cortes sin grasa, es un alimento excelente, lejos de lo que siempre se ha creído. Su grasa es más saludable que la de la carne roja, ya que es rica en ácidos grasos mono y poliinsaturados. Aporta proteínas de una calidad excelente. Es muy rica en minerales y tiene un alto contenido en vitamina B1.

Pescado blanco

Es una fuente muy buena de proteínas, de buena calidad y fácil digestión. Son muy adecuados para tomar en las comidas previas a los entrenamientos, ya que son muy bajos en grasas.

Son ideales para dietas de adelgazamiento, ya que su contenido calórico es muy bajo. Son ricos en vitaminas del grupo B y en minerales como el hierro, yodo, cobre, fósforo y calcio. Tómalos dos veces a la semana, como mínimo.

Yogures

Aportan proteínas de buena calidad y calcio. Las bacterias que contienen actúan como reguladores de la flora intestinal. Lo más adecuado es tomar yogures naturales sin azúcar. Se pueden tomar entre horas o añadir a tus batidos.

Aceite de coco

Es rico en ácidos grasos de cadena media (MCT) que se utilizan rápidamente como energía. Ayuda en las dietas de adelgazamiento porque aumenta el gasto energético y la saciedad, y eleva el metabolismo.

Alimentos que debes evitar

Hay "alimentos" que deberás evitar al máximo y tomarlos sólo en ocasiones muy, muy especiales. Estas ocasiones pueden reducirse a una vez a la semana, como mucho, o a una vez cada 15 días. Y no es que te pases ese día comiendo a base de estos "alimentos", sino que los tomes una sola vez. Aunque lo ideal es no tomarlos nunca. Te explicamos cuales y por qué.

Bollería industrial

No aportan nada, sólo calorías vacías, azúcares simples, grasas perjudiciales (trasns y saturadas), colorantes y saborizantes artificiales. Si quieres darte un capricho de vez en cuando, toma chocolate negro o hazte un bizcocho casero con harinas integrales.

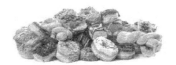

Alcohol

Los dos efectos nocivos más importantes desde el punto de vista de los deportistas, son que bloquea los procesos de recuperación muscular y que "roba" muchas vitaminas y minerales para poder ser metabolizado. Aparte de esto, su consumo habitual es clave en el desarrollo de más de 200 enfermedades y trastornos y aumenta la cantidad de radicales libres que dañan a las células.

Alimentos preparados

Este tipo de platos preparados tienen varios problemas: en el proceso de fabricación se pierden una gran parte de los nutrientes, contienen muchas grasas, demasiada sal y un sin fin de colorantes y conservantes. Aunque te los presenten como caseros, no lo son.

Fiambres y salchichas

Fiambres de jamón o pavo, chóped, mortadela, salchichas, etc, son una masa hecha a partir de los despojos de carne a la que le añaden azúcares, féculas, sal, fosfatos y nitritos. ¿Necesitas saber más para sacarlos ya de tu dieta?

A la hora de comer embutidos escoge el jamón, lomo o lacón, que te proporcionan proteínas de alto valor biológico. Elimina la grasa blanca.

Aperitivos salados

Son excesivamente calóricos, altos en grasas y sodio, contienen muchos colorantes y potenciadores del sabor artificiales. No aportan nada de vitaminas ni minerales. Los salados hacen que no tengan propiedades saciantes, por lo que es muy difícil parar de comerlos hasta acabar con la bolsa. Una forma muy tonta de ganar grasa.

Comida "basura"

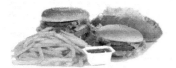

Lo sentimos. Es hora de poner fin a la ingesta de este tipo de "comida". Si te apetece una buena hamburguesa en tu comida trampa, que sea casera o de un buen restaurante.

Postres dulces

Lo siento amigo, si quieres ganar músculo, aumentar tu ritmo metabólico y con ello perder grasa, olvídate de los dulces, y como mucho, uno cada quince días.

Alimentos fritos

"Alimentos" muy calóricos, con grasas de las que es mejor no verlas ni en sueños... Causantes de la mayoría de problemas relacionados con inflamaciones en el aparato digestivo. Las frituras dificultan la digestión y aumentan la cantidad de calorías en forma de grasa de cada alimento.

Bebidas con gas

No las bebas si no quieres parecer un globo ni tener dificultades con la digestión.

Chicles y caramelos

Masticar chicles y caramelos suele hacer que tragues más aire y empeora los problemas de gases distendiendo el estómago.

6.- La "comida trampa" de los deportistas

En los últimos años se ha popularizado la denominada comida trampa o cheat meal. Mucho se puede leer de esto en redes sociales, pero hay que tener cuidado y saber realmente qué es una comida trampa, qué se busca con ella y cómo debe hacerse.

Vamos a ver qué es exactamente una comida trampa o cheat meal, cómo debe hacerse correctamente, y por qué es un error pensar que una cheat meal solo es una recompensa psicológica por comer de forma saludable durante el resto del tiempo.

En primer lugar debes saber el error más extendido sobre la comida trampa. Muchos creen que una cheat meal es comer lo que te apetezca, en las cantidades que quieras, sin pararte a pensar en cuántas calorías tendrá ni si dichas calorías son saludables o no. Además, muchos lo que hacen es un "cheat day" o día trampa, ya que se pasan todo un día comiendo a lo loco lo que les apetece, normalmente, comida basura.

Otro error es considerar esta comida trampa sólo como una recompensa por ser capaz de seguir una dieta específica durante el resto de la semana. Sin embargo, no solo es algo psicológico, sino también metabólico, ya que una cheat meal tiene efectos más allá.

A nivel metabólico, una cheat meal es capaz de mejorar el funcionamiento de las hormonas responsables del apetito, que son la grelina y la leptina. Durante el resto de la semana, bajo una dieta restrictiva y baja en calorías, los niveles de leptina caen y los de grelina aumentan. Sin embargo, tras una cheat meal, una comida rica en calorías, el organismo es capaz de volver a regular el nivel de ambas hormonas, manteniendo así el apetito bajo control. De hecho, al día siguiente de una cheat meal la leptina puede aumentar hasta un 30%, mejorando así la regulación del apetito.

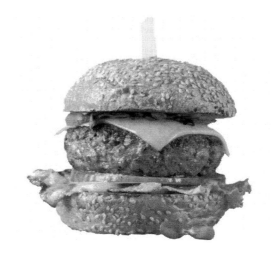

A nivel psicológico, a corto plazo una cheat meal tiene un gran potencial como incentivo para poder cambiar la conducta alimentaria. En otras palabras, una cheat meal ayuda a que se siga correctamente la dieta durante el resto de la semana.

¿Cómo debes hacer una cheat meal?

Debe ser un día preparado. Es decir, elegir el día que vas a hacer la comida trampa.

Debe prepararse con antelación: es recomendable que el día anterior a una cheat meal empieces a moderarte un poco, disminuyendo un poco la ingesta calórica pensando en el día siguiente.

El mismo día de la cheat meal, es aconsejable haber dormido bien, hidratarse bien, y realizar entrenamientos de fuerza o de alta intensidad. Todo esto mejorará el metabolismo como preparación a la cheat meal.

En el momento de la cheat meal, aunque no es habitual pensar en que la comida sea saludable, sí se debe hacer algún que otro ajuste: mejor evitar las harinas refinadas, si vas a comer pizza o hamburguesa y es posible que sea casera, aunque se trate de ingredientes muy calóricos, mejor que sus versiones comerciales, normalmente cargados de colorantes y potenciadores de sabor nada aconsejables. Es mejor asociar proteínas y grasas no procesadas.

Finalmente al día siguiente de la cheat meal, como ya hemos hecho en el día anterior, sería aconsejable moderar un poco más el consumo calórico que el resto de días.

Esta comida trampa o cheat meal debería no superar el 10% de las calorías totales de la semana. Si no, los efectos serán totalmente distintos a los buscados.

Una cheat meal, por otro lado, es solo eso, una comida trampa, no pasarte un día entero comiendo lo que te apetezca sin control alguno.

7.- Qué comer antes, durante y después de los entrenamientos

El "nutrient timing" es una estrategia basada en el aporte de los macronutrientes adecuados en el momento en que el cuerpo está preparado para usarlos de la forma más eficiente. Los objetivos que se persiguen con esta estrategia son los siguientes:

1. Mejorar la recuperación muscular tras la actividad deportiva
2. Mejorar el balance proteico neto para ganar masa muscular
3. Conseguir una buena disponibilidad de energía para la actividad deportiva
4. Evitar la fatiga durante la actividad deportiva
5. Asegurar una buena hidratación
6. Reducir el riesgo de sufrir infecciones

Qué comer antes del ejercicio

El objetivo de la comida antes de una sesión de entrenamiento de fuerza es contrarrestar los efectos catabólicos del entrenamiento, para lo cual se proporcionarán hidratos de carbono que van a asegurar reservas de glucógeno y proteínas al músculo.

3-4 horas antes del entrenamiento

Lo primero es llegar en un buen estado de hidratación, para lo cual deberás beber unos 500 ml en este intervalo o unos 5-7 ml de agua por kg de peso corporal.

Para evitar que tu músculo "se coma sus propias proteínas" debes ingerir unos 1-2 gramos de hidratos de carbono por kg de peso, siendo estos hidratos de moderado índice glucémico, de fácil digestión y con poca fibra.

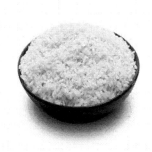

Para aumentar la síntesis proteica que disminuya la degradación de proteínas deberás hacer una ingesta de proteínas o aminoácidos de 0,15-0,25 gramos por kg de peso corporal.

30-60 minutos antes del ejercicio

Tomar una pequeña comida con 30-50 gramos de hidratos de carbono y unos 5-20 gramos de proteínas o aminoácidos aumentará la disponibilidad de aminoácidos para el músculo, disminuyendo el catabolismo producido por el ejercicio.

Ahora bien, esta pequeña ingesta dependerá de si tomas antes de hacer ejercicio los denominados pre-work out.

Son suplementos que muchas personas toman unos 30-45 minutos antes de los entrenamientos, que contienen cafeínas, taurina, a veces creatina, etc... Para que tengan efecto deben tomarse solos, es decir, sin ninguna comida. Lo explicaremos en el apartado de suplementación deportiva, pero para que lo vayas teniendo en cuenta. Especialmente si son suplementos orientados a la quema de grasa.

<u>Qué tomar durante el entrenamiento</u>

La suplementación durante la práctica del entrenamiento es evitar la aparición de la fatiga, evitar que no puedas continuar el entrenamiento hasta el final y por tanto que no hayas podido alcanzar los niveles de estrés en el músculo que provoquen esas microroturas que en el proceso de reparación posterior durante el descanso provocan el crecimiento y desarrollo del músculo.

Durante un entrenamiento de fuerza en principio solo es necesario tomar agua, ya que este tipo de entrenamiento no suele durar más de 50 minutos. Si superas los 50 minutos, debes tomar alguna bebida que además aporte algunos hidratos de carbono con el objetivo de mantener los niveles sanguíneos de glucosa, ahorrar glucógeno, reponer líquidos y electrolitos perdidos, minimizar la elevación de cortisol y disminuir los efectos inmunosupresores del entrenamiento intenso.

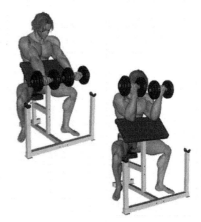

En este caso, añadirle proteína de whey (de fácil asimilación) o aminoácidos BCAAs mejora la respuesta anabólica (aumenta los niveles de insulina y disminuye los de cortisol).

<u>Qué comer después del entrenamiento</u>

Es quizás la ingesta más importante, ya que ahora se trata de optimizar todo el trabajo físico realizado, dándole al cuerpo todos los nutrientes que necesita para aprovechar al máximo los cambios metabólicos que ha producido el entrenamiento.

En primer lugar, tras una intensa sesión de entrenamiento, partimos con las reservas de glucógeno agotadas parcial o totalmente. Para recuperarnos lo antes posible de cara a llegar en óptimas condiciones al siguiente entrenamiento, tenemos que aportar lo antes posible hidratos de carbono de alto índice glucémico.

La capacidad del músculo para fabricar glucógeno es mucho mayor en los 30-60 minutos posteriores a la finalización del entrenamiento. Es lo que se conoce como ventana de oportunidad. Pasado este tiempo la mejor opción sera ingerir hidratos de carbono de moderado o bajo índice glucémico.

En segundo lugar, la ingesta de nutrientes tras la finalización del entrenamiento, debe buscar la reparación del daño muscular producido y la estimulación del anabolismo muscular. Tras un intenso entrenamiento, el cuerpo se encuentra en un estado catabólico con degradación proteica y los niveles de cortisol elevados.

La ventana de oportunidad para las proteínas es mucho mayor que para los hidratos de carbono. La capacidad incrementada del músculo para sintetizar proteínas después de un entrenamiento permanece elevada durante las 24 horas siguientes.

Consumir carbohidratos tras el entrenamiento es cierto que eleva la insulina plasmática y reduce los niveles de cortisol. La insulina ayuda a que los aminoácidos entren en el músculo, frenando la degradación muscular y ayudando a la síntesis proteica. Pero para aprovechar estos efectos de la insulina, se necesita la presencia de aminoácidos en sangre, para lo cual es necesario consumir conjuntamente carbohidratos y proteínas.

Las proteínas recomendadas para consumir en este momento son aquellas que contengan buenos aminoácidos y que sean de digestión rápida, como las de la leche. O si tomamos suplementos, la proteína de whey.

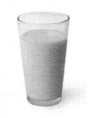

8.- Perder Peso. Guia y dietas

Hoy día sigue siendo uno delos anhelos de muchas personas: la pérdida de peso. Para empezar, se formula mal el deseo: no se trata de perder peso sino de perder grasa. Fijarse en perder peso de forma abstracta es lo que lleva a muchas personas a realizar dietas insufribles que cuando las acaban, terminan provocando un efecto rebote. Perder grasa no es sinónimo de dietas, sino de buenos hábitos. Una combinación de buena alimentación y ejercicio. Vamos a verlo.

Lo primero, si tu objetivo es la "pérdida de peso", es plantearte si realmente necesitas perder "peso". Hay personas más o menos delgadas con alto nivel de grasa. El descenso de peso es necesario en aquellas personas que presentan un alto porcentaje de grasa en relación a su edad y género. Pésate en una báscula de impedancia que te aporte el dato de tu porcentaje de grasa, y ahora consulta esta tabla para saber de dónde partes:

MUJER	DATOS EN PORCENTAJE				
Edad	Excelente	Buena	Normal	Sobrepeso	Obesidad
≤ 19	17.0	17.1-22.0	22.1-27.0	27.1-32.0	≥ 32.1
20 - 29	18.0	18.1-23.0	23.1-28.0	28.1-33.0	≥ 33.1
30 - 39	19.0	19.1-24.0	24.1-29.0	29.1-34.0	≥ 34.1
40 - 49	20.0	20.1-25.0	25.1-30.0	30.1-35.0	≥ 35.1
≥ 50	21.0	21.1-26.0	26.1-31.0	31.1-36.0	≥ 36.1

HOMBRE	DATOS EN PORCENTAJE				
Edad	Excelente	Buena	Normal	Sobrepeso	Obesidad
≤ 19	12.0	12.1-17.0	17.1-22.0	22.1-27.0	≥ 27.1
20 - 29	13.0	13.1-18.0	18.1-23.0	23.1-28.0	≥ 28.1
30 - 39	14.0	14.1-19.0	19.1-24.0	24.1-29.0	≥ 29.1
40 - 49	15.0	15.1-20.0	20.1-25.0	25.1-30.0	≥ 30.1
≥ 50	16.0	16.1-21.0	21.1-26.0	26.1-31.0	≥ 31.1

Si sólo se mide el peso en kilos en abstracto, no se van a poder observar los cambios y progresos en la composición corporal. Muchas de las dietas que vemos por internet o en los gimnasios buscan el público fácil, el que solo se fija en perder peso de una forma rápida. Son dietas desequilibradas que efectivamente te harán perder peso, pero no por la disminución de grasa corporal sino por disminución de agua, musculatura y glucógeno muscular, algo nada aconsejable para nuestra salud.

La pérdida de grasa, y mantener esa disminución, es la manera más sana y duradera de "perder peso". Para ello, hay que introducir cambios en nuestra nutrición, y el ejercicio. Es decir, se trata de un cambio en nuestros hábitos de vida. Un cambio que no suponga, como ocurre con las dietas milagros, que no nos podamos dar caprichos. Un cambio que haga que no tengamos que estar a dieta toda nuestra vida para no recuperar esos kilos de más.

Para ello, es clave el ejercicio. Es un factor fundamental para perder peso de forma saludable y no volver a recuperarlo.

Hay una serie de pautas que debes seguir:

1.- No disminuyas el número de comidas ni te pases en la reducción de calorías en las distintas ingestas:

Irte a la cama sin cenar, saltarte el desayuno, no es una ayuda, más bien lo contrario. El cuerpo interpreta esta situación como un ayuno y disminuye el metabolismo basal. Precisamente, aumentar el metabolismo basal hace que quemes grasa. Además, en esta situación de ayuno, el cuerpo, por nuestra naturaleza, tenderá a almacenar energía, siendo la grasa la forma en la que el cuerpo en modo ayuno suele almacenar energía. Lo ideal es hacer 5 ó 6 comidas al día mínimo. Desayuno, un tentempié a media mañana, comida, merienda y cena. Si haces una más, la sexta comida puede ser un vaso de leche o un batido de proteínas antes de dormir.

2.- La adquisición de buenos hábitos debe ser permanente:

No creas que puedes cometer excesos que luego puedes compensar reduciendo comidas o doblando la sesión de ejercicio. No funciona así. Debes ser lineal, tus 5 ó 6 comidas al día y tu plan de ejercicio. Tu cuerpo y tu mente se van a acostumbrar rápido y además te va a gustar, se va a convertir en un estilo de vida que amarás y que te hará estar sano y fuerte por dentro y con el cuerpo que quieres que tu entorno vea.

Esto no es una de esas dietas pasajeras. Esas dietas no sirven para todo el tiempo. De hecho, suele ocurrir que tras estas dietas se recupera de golpe lo perdido con tanto esfuerzo: el efecto rebote. Se trata de lograr cambios paulatinos que se vayan convirtiendo en hábitos.

3.- No busques resultados inmediatos:

Cuando se trata de perder grasa, y no peso a secas, el proceso lleva tiempo. Ten en cuenta que esa pérdida va a ser duradera si mantenemos los buenos hábitos. Las dietas que te hacen perder peso rápido realmente hacen que pierdas algo de grasa, pero perdiendo agua, musculatura y glucógeno muscular; lo que en poco tiempo se traduce en recuperación del peso perdido y en posibles problemas de salud. La grasa ganada durante mucho tiempo no se pierde en dos días, ni en siete. Márcate objetivos realistas de pérdida de grasa.

Por ejemplo, un objetivo realista es perder un 0,5% en una semana, o en un plazo de 20 días llegar a perder cerca del 2%. Un objetivo bastante difícil es perder el 1% de grasa a la semana. Si por ejemplo estás perdiendo un kilo de peso a la semana y de grasa un 0,4%, algo va mal. Probablemente estarás perdiendo agua, músculo, etc... Ten en cuenta que ponerte objetivos irreales tiene el riesgo de que al no conseguirlos, afecte a tu ánimo y termines abandonando.

4.- Planifica tus comidas, tu compra y aprende a leer las etiquetas de los alimentos

Si no haces al menos una planificación semanal de tus comidas, más o menos exacta, será difícil cumplir con la nutrición adecuada que te hayas propuesto. Una vez has planificado tus comidas, es cuando puedes hacer tu lista de la compra. De esta manera evitarás al hacer la compra traer a casa alimentos no saludables, cuya presencia en tu despensa aumenta las posibilidades de fracaso. Para evitar cometer errores en la compra debes leer bien las etiquetas. Por ejemplo, no sólo hay que fijarse en la cantidad de calorías o si el producto es light. Fíjate en la cantidad de azúcares añadidos que tiene el producto, las grasa, si son saturadas, la cantidad de sal, etc... El hecho, por ejemplo, de que un queso sea light no significa que no tenga grasas ni calorías, tendrá menos, pero tendrá porque el queso en sí es un alimento que tiene grasas.

5.- Basa tu hidratación principalmente en el agua:

Olvídate del alcohol o bebidas azucaradas o zumos industriales: contienen muchas calorías "invisibles", crees que no tienen calorías pero tienen demasiadas.

6.- Se trata de ser feliz, no te amargues y permítete una comida a tu gusto una vez a la semana: es tu comida libre, no mires calorías, azúcares, carbohidratos, etc... Recuerda lo que vimos en el apartado del chest meal.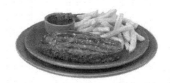

7.- Si una semana ha sido difícil seguir el ejercicio y la nutrición adecuada, no te vengas abajo, a veces pasa. Continua. Simplemente esa semana no verás resultados, pero no significa que tu plan haya fracasado. Al final es un estilo de vida, un cambio de hábitos. Una sola semana no marca una vida nueva.

Una vez consigas instalar los nuevos hábitos de alimentación y de ejercicio en tu vida, encontrarás la forma de hacer ejercicio y de comer saludable por muchos cambios que se produzcan en tu vida (nacimiento de hijos, cambio de trabajo, tener que comer en la oficina, etc...)

8.- No te dejes llevar por el entorno:

Lo más difícil es el comienzo. Tus amistades te dirán los primeros sábados: "una cerveza más no va a pasar nada", "no seas exagerado", etc... Al principio te costará. Si eres una persona a la que le gusta mucho salir de tapas y cervezas con tus amistades, el cambio que te has propuesto te va a resultar difícil. No trates de cortar de raíz, ni tampoco deja de quedar con tus amistades, esto sólo hará que aguantes un par de semanas y vuelvas a los malos hábitos. Se trata de hacer compatible tu nuevo estilo de vida saludable con tu ocio y diversión. Puedes probar a que tu capricho alimenticio semanal coincida con ese momento con los amigos. Después te va a resultar muy fácil.

9.- No des por válidas ni sigas las corrientes de opinión sin base alguna:

Cada dos por tres surgen nuevas tendencias que se extienden rápido por los gimnasios o ambientes deportivos, como que comer sano es comer alimentos sin gluten o sin lactosa, etc... Normalmente, el 99% de estas "novedades" son absolutamente incoherentes, carecen de rigor científico y no aportan, por tanto, nada. Si tienes dudas, consulta con un nutricionista, pero jamás se te ocurra seguir corrientes de opinión porque lo has escuchado en un gimnasio o a la vecina.

<u>Planes de alimentación</u>

Te vamos a poner dos ejemplos de plan de alimentación. En la primera, no hay cantidades en el menú, por un lado para que al principio no te agobies con cantidades, y por otro lado, para que tú mismo aprendas a conocer lo que necesitas comer para terminar ni con hambre ni con el estómago lleno.

En la segunda, te exponemos una dieta de 1.460 Cal diarias, pensada para perder 3 kilos en 1 mes.

<u>Plan de alimentación sin cantidades:</u>

Desayunos, tentempiés y meriendas:

Si eres de las personas que les gusta su tiempo para desayunar y se levantan con hambre, escoge el tipo A y mantén esta opción. Si por el contrario o no tienes tiempo o eres de esas personas a las que no le "entra" nada al levantarse, elige la opción B.

TIPO A:

Desayuno: Una pieza de fruta (kiwi, manzana o naranja), café o té solo, una tostada de pan integral con un poquito de aceite de oliva, una loncha de jamón serrano sin grasa y tomate natural.

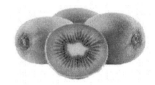

Tentempié de media mañana: té con limón, una pieza de fruta de temporada, y un yogur natural con 5 nueces con una cucharadita de semillas de sésamo.

Merienda: una infusión (manzanilla, anís, menta-poleo, cola de caballo) una pieza de fruta y 4 cucharadas de requesón con una cucharadita de semillas de lino.

TIPO B:

Desayuno: Café o té solo.

Tentempié de media mañana: té con limón, una pieza de fruta de temporada, una rebanada fina de pan integral con tomate natural y jamón serrano sin grasa.

Merienda: una infusión (manzanilla, anís, menta-poleo, cola de caballo) una pieza de fruta y una loncha de queso ligero con 5 almendras crudas.

Almuerzos y cenas:

SEMANA 1:

Lunes:

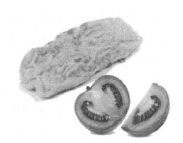

- Comida: Ensalada mixta, tortilla francesa con un tomate natural y yogur desnatado.
- Cena: Espárragos hervidos con aceite y limón, pechuga de pollo con zanahoria hervida y una pieza de fruta.

Martes:

- Comida: Acelgas cocidas con una patata y aliñadas con aceite y limón. Filete de pollo a la plancha con tomate natural y una pieza de fruta.
- Cena: Ensalada de berros y canónigos con queso fresco y manzana y dos rodajas de merluza al vapor con zanahoria fresca rallada.

Miércoles:

- Comida: Alcachofas hervidas con limón y una cucharada de aceite oliva. Filete de ternera a la plancha con un tomate natural. Una manzana.
- Cena: Ensalada de escarola con granada y naranja. Rape al horno aliñado con aceite y limón.

Jueves:

- Comida: Lentejas cocidas con pechuga de pollo y verduras y yogur desnatado.
- Cena: Coliflor al vapor y dos huevos a la plancha con un tomate.

Viernes:

● Comida: Espinacas hervidas con una patata. Salmón fresco a la plancha y una pieza de fruta.
● Cena: Ensalada de escarola con naranja y granada. Muslo de pavo al horno con limón.

Sábado:

● Comida: Musaka de berenjena rellena de carne picada de cerdo, tomate y espinacas. Helado de macedonia de frutas naturales casero.
● Cena: Ensalada de berros con queso fresco y salsa de mostaza. Tortilla francesa de dos huevos a las finas hierbas y un yogur desnatado.

Domingo:

● Comida: Paella de marisco y una pieza de fruta.
● Cena: Puré de calabacín, champiñón a la plancha con taquitos de jamón serrano y una pieza de fruta.

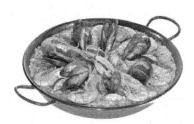

SEMANA 2:

Lunes:

● Comida: Brécol con zanahoria al vapor con limón y aceite de oliva, solomillitos a la plancha con rodajas de pimiento rojo y una pieza de fruta.
● Cena: Ensalada de manzana, lechuga y piña, rape a la plancha con limón.

Martes:

● Comida: Cocido de garbanzos con morcillo, repollo y zanahoria, yogur desnatado.
● Cena: Puré de calabaza y tortilla francesa de dos huevos.

Miércoles:

● Comida: Guisantes hervidos con taquitos de jamón, mejillones al vapor con limón y picadito de pimiento rojo y cebolla, una pieza de fruta.
● Cena: Ensalada de repollo fresco y zanahoria rallada con salsa de yogur, hamburguesa casera de ternera a la plancha con tomate natural, una pieza de fruta.

Jueves:

● Comida: Arroz integral con picadito de hortalizas frescas (apio, pepino, tomate, pimiento, etc) chuleta de cerdo a la plancha y un yogur desnatado.
● Cena: Sopa de verduras variadas, besugo con cebolla al horno.

Viernes:

● Comida: Puré de apio y zanahoria, huevos revueltos con morcilla y una pieza de fruta.
● Cena: Ensalada de canónigos con una loncha de salmón ahumado y queso feta, boquerones a la plancha con ajo y limón.

Sábado:

● Comida: Cogollos con anchoas y tiras de pimiento rojo, muslitos de pollo al vapor con limón y un yogur.
● Cena: Lombarda cocida con salsa de vinagre, dos huevos duros con pimentón y una pieza de fruta.

Domingo:

● Comida: Ensalada de tomate fresco y mozarella, dorada al horno aliñada con lima y una pieza de fruta.
● Cena: Setas a la plancha, trucha a la plancha y un yogur.

<u>Perder tres kilos en cuatro semanas: plan de 1.460 Cal.</u>

Se trata de una dieta ideada para perder porcentaje graso, sobre un 2%, en un mes. Para ello, resulta necesario complementar con un entrenamiento moderado de unos 50 minutos al día, 5 veces a la semana. Es importante tener muy presente que cuando se afronta un plan nutricional debe tomarse como un cambio de hábitos permanente y no como un trámite. Una vez terminado este plan debes ser capaz de elaborarte tus propios planes nutricionales y mantenerlos en el tiempo.

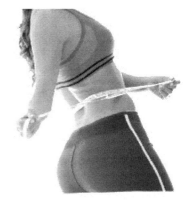

SEMANA 1

Lunes:

● Desayuno: Un vaso de leche desnatada y 60 gramos de pan integral con mermelada light
● Almuerzo: Macedonia de kiwi y mandarina
● Comida: Coliflor con una patata mediana, salmón a la plancha (150 gr), una cucharada de aceite y un yogur 0,0%.
● Merienda: 3 ciruelas.
● Cena: Ensalada completa de lechuga, tomate y zanahoria, gambas cocidas (150 gr) y cuscús (40 gr), una cucharada de aceite y un yogur desnatado.

Martes:

● Desayuno: Un vaso de bebida de soja y 60 gr de pan integral con ¼ de aguacate
● Almuerzo: 2 mandarinas
● Comida: Ensalada de rúcula con col lombarda y tomatitos cherry, pollo al paillote (150 gr), una cucharada de aceite, 60 gr de pan integral y una infusión
● Merienda: 2 rodajas de melón y té con leche desnata (100 cc)
● Cena: Crema de calabaza (calbaza, cebolla y patata pequeña), rape (200 gr) al horno, una cucharada de aceite, 30 gr de pan integral y kéfir desnatado

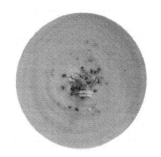

Miércoles:

● Desayuno: Un vaso de yogur desnatado con 40 gr de copos de avena
● Almuerzo: una manzana y una infusión
● Comida: Caldo de verduras, garbanzos (100 gr) con espinacas y piñones, una cucharada de aceite y Kéfir desnatado
● Merienda: una taza de frambuesas
● Cena: Escalivada (pimiento verde, rojo, berenjena y cebolla), mejillones al vapor (150 gr), una cucharada de aceite, 60 gr de pan integral y un yogur 0,0%.

Jueves:

● Desayuno: Café con leche desnatada (200 cc) y 60 gr de pan integral con hummus
● Almuerzo: Infisión y 2 kiwis
● Comida: Ensalada de canónigos, zanahoria y arroz integral (40 gr), conejo al horno (150 gr), una cucharada de aceite y una infusión

- Merienda: 2 rodajas de piña y yogur desnatado
- Cena: Tortilla de alcachofas (2 claras y una yema), pasta integral (40 gr) con tomate, una cucharada de aceite y un yogur 0,0%.

Viernes:

- Desayuno: Té con leche desnatada (200 cc) con 50 gr de cereales de maíz (con menos de 8% de azúcar)
- Almuerzo: Una taza de arándanos
- Comida: Calabacines rellenos de verduras y lubina desmigada (200 gr), una cucharada de aceite, 60 gr de pan integral y una pera
- Merienda: Yogur natural con vainilla e infusión
- Cena: Crema de lentejas (40 gr) con apio, zanahoria, ajo y curry, pollo al papillote (150 gr), una cucharada de aceite y kéfir desnatado

Sábado:

- Desayuno: Un vaso de leche desnatada y 60 gr de pan integral con mermelada light
- Almuerzo: Una naranja
- Comida: Sopa de crema de alubias (40 gr), pato (150 gr) con espárragos, una cucharada de aceite y un yogur natural
- Merienda: Una taza de uvas
- Cena: Ensalada de lechuga, tomate, zanahoria y pasta integral (40 gr), merluza a la plancha (200 gr), una cucharada de aceite y un yogur 0,0%.

Domingo:

- Desayuno: Un vaso de bebida de soja y 60 gr de pan integral con un cuarto de aguacate
- Almuerzo: 2 rodajas de piña
- Comida: Parrillada de sardinas (150 gr), pimientos y cebollas, una cucharada de aceite, 60 gr de pan integral y un kiwi
- Merienda: Una mandarina y café con leche desnatada (100 cc)
- Cena: Gazpacho, tortilla de champiñones (dos claras y una yema), 60 gr de pan integral y un yogur 0,0%.

SEMANA 2

Lunes:

- Desayuno: Un vaso de leche desnatada y 60 gr de pan con un cuarto de aguacate
- Almuerzo: 2 mandarinas

● Comida: Cazuela de judía blanca (40 gr) con chirlas (150 gr) y verduras, una cucharada de aceite y un yogur 0,0%
● Merienda: Media taza de frambuesas con un yogur
● Cena: Menestra de verduras con patata mediana, merluza al horno con cebolla, una cucharada de aceite y una rodaja de piña

Martes:

● Desayuno: Un vaso de bebida de soja y 60 gr de pan integral con pavo y tomate
● Almuerzo: Un yogur desnatado y una mandarina
● Comida: Arroz (40 gr) caldoso con pollo (150 gr) y verduras, una cucharada de aceite y un kiwi
● Merienda: Infusión con leche desnatada (100 cc) y una mandarina
● Cena: Revuelto de setas, gambas (75 gr) y un huevo, una cucharada de aceite, 60 gr de pan integral y media taza de uvas

Miércoles:

● Desayuno: Batido de leche desnatada (200 cc) con un plátano y 20 gr de avena
● Almuerzo: Una taza de arándanos
● Comida: Tallarines integrales (40 gr) con champiñones, conejo (150 gr) al horno con cebolla, una cucharada de aceite y un yogur desnatado
● Merienda: 2 rodajas de piña
● Cena: Tomate relleno con trocitos de lenguado (150 gr) y cebolla guisada, arroz integral (40 gr), una cucharada de aceite y un yogur 0,0%.

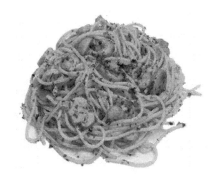

Jueves:

● Desayuno: Un vaso de bebida de soja y 60 gr de pan integral con hummus
● Almuerzo: Una naranja
● Comida: Sopa de garbanzos (40 gr) y verdura, halibut (200 gr) al horno con limón, una cucharada de aceite y un yogur natural
● Merienda: 2 mandarinas
● Cena: Pisto de verduras con orégano, pollo al papillote, una cucharada de aceite y un yogur 0,0%.

Viernes:

● Desayuno: Un vaso de yogur desnatado con 40 gr de copos de avena

- Almuerzo: Macedonia de pera y kiwi
- Comida: Brócoli al vapor, sepia (150 gr) a la plancha, patata mediana al caliu, una cucharada de aceite y una mandarina
- Merienda: Café con leche desnatada (100 cc) y un higo
- Cena: Pavo (150 gr) a la plancha con verduras, cuscús (40 gr) con pimientos, una cucharada de aceite y un yogur desnatado

Sábado:

- Desayuno: Té verde y 60 gr de pan con queso 0% y tomate
- Almuerzo: Una taza de uvas
- Comida: Lasaña (4 placas) de espinacas con atún al natural, una cucharada de aceite y un yogur desnatado
- Merienda: Carpaccio de manzana con canela
- Cena: Ensalada de pepino con tomate y queso 0%, una cucharada de aceite, 4 biscotes con hummus y kéfir desnatado

Domingo:

- Desayuno: Un vaso de leche desnatada y 4 biscotes con mermelada light
- Almuerzo: Un yogur 0,0% y una mandarina
- Comida: Asado de rodaballo (200 gr) pimientos, cebolla, berenjena y patata mediana, una cucharada de aceite y un kiwi
- Merienda: Yogur desnatado y media taza de frambuesas
- Cena: Ensalada de canónigos, tomate, cebolla y maíz (8 cucharadas), tortilla de perejil y ajo (2 claras y 1 yema), una cucharada de aceite y una mandarina

SEMANA 3

Lunes:

- Desayuno: Un vaso de leche desnatada con 40 gr de copos de avena y canela
- Almuerzo: Una taza de uvas
- Comida: Patata mediana con judías verdes, pavo (150 gr) a la plancha con cherrys, una cucharada de aceite y un yogur desnatado
- Merienda: Un plátano pequeño
- Cena: Empanadilla de espinacas y pasas (masa con 40 gr de harina), rape a la plancha con limón,una cucharada de aceite y un yogur 0,0%.

Martes:

- Desayuno: Un vaso de bebida de soja y 60 gr de pan integral con pavo y tomate

- Almuerzo: Un yogur 0,0% y una mandarina
- Comida: Ensalada agridulce de naranja, pasta (40 gr) y salsa de soja, conejo al horno (150 gr), una cucharada de aceite y un kiwi
- Merienda: Una rodaja de piña y yogur desnatado
- Cena: Calabacines rellenos de atún al natural (2 latas) y cebolla, una cucharada de aceite, 60 gr de pan integral y un yogur desnatado

Miércoles:

- Desayuno: Un vaso de leche desnatada y 60 gr de pan integral con atún al natural y tomate
- Almuerzo: Infusión y un kiwi
- Comida: Estofado de verduras con pollo (150 gr) y lentejas (40 gr), una cucharada de aceite y una rodaja de piña
- Merienda: Un yogur 0,05 y un higo
- Cena: Sopa crema de zanahoria (sin patata), espaguetis (40 gr) con lenguado (200 gr), una cucharada de aceite y un yogur 0,0%

Jueves:

- Desayuno: Un vaso de leche desnatada y 4 biscotes con mermelada light
- Almuerzo: Infusión y una mandarina
- Comida: Sepia (150 gr) con patata mediana y alcachofas guisadas, una cucharada de aceite y media taza de arándanos
- Merienda: Té con leche (100 cc) y media taza de uvas
- Cena: Revuelto de berenjenas (un huevo), 4 biscotes con hummus, una cucharada de aceite y kéfir desnatado

Viernes:

- Desayuno: Batido de leche desnatada (200 cc) con un plátano y 20 gr de avena
- Almuerzo: 2 rodajas de piña
- Comida: Bacalao (200 gr) y brócoli al vapor, arroz integral (40 gr) con tomate, una cucharada de aceite y un yogur desnatado
- Merienda: Una taza de frambuesas
- Cena: Tallarines integrales (40 gr) con tomate triturado, orégano y trozos de pollo (150 gr), una cucharada de aceite y un yogur desnatado

Sábado:

- Desayuno: Un vaso de bebida de soja y 60 gr de pan integral con hummus
- Almuerzo: Carpaccio de manzana con canela
- Comida: Guiso de verduras, merluza (200 gr) y patata mediana, una cucharada de aceite y kéfir desnatado
- Merienda: Café con leche (100 cc) y una mandarina
- Cena: Tortilla de espárragos (2 claras y una yema) y tomatitos cherry, una cucharada de aceite, un kiwi y palomitas caseras (40 gr)

Domingo:

- Desayuno: Un vaso de bebida de soja y 60 gr de pan integral con un cuarto de aguacate
- Almuerzo: Una taza de arándanos
- Comida: Ensalada de garbanzos (100 gr), lechuga, tomate, cebolla y zanahorias, una cucharada de aceite y un yogur 0,0% con 2 nueces
- Merienda: Macedonia de kiwi y mandarina
- Cena: Plato combinado de rodajas de tomate, halibut (200 gr) y arroz integral (40 gr) y un yogur 0,0%.

SEMANA 4

Lunes:

- Desayuno: Batido de leche desnatada (200 cc) con un plátano y 20 gr de avena
- Almuerzo: Una manzana
- Comida: Ensalada de rúcula con col lombarda, zanahoria y lentejas (40 gr), pollo a la plancha (150 gr), una cucharada de aceite y un yogur desnatado
- Merienda: 2 rodajas de piña
- Cena: tortilla de champiñones (1 huevo) y tomatitos cherry, una cucharada de aceite, 60 gr de pan integral y kéfir desnatado

Martes:

- Desayuno: Un vaso de leche de soja y 60 gr de pan integral con jamón dulce y tomate
- Almuerzo: Un plátano pequeño
- Comida: Brócoli al vapor, arroz (40 gr) con pimientos y pavo (150 gr), una cucharada de aceite y un yogur desnatado
- Merienda: una taza de frambuesas

● Cena: Sopa de crema de alubias y cebolla (40 gr), dorada y pimiento al horno,una cucharada de aceite y un yogur natural

Miércoles:

● Desayuno: Un vaso de leche desnatada y 60 gr de pan integral con hummus
● Almuerzo: Una taza de arándanos
● Comida: Cazuela de quinoa (40 gr), verduras y bacalao (150 gr), una cucharada de aceite y kéfir desnatado
● Merienda: Macedonia de kiwi y mandarina
● Cena: Ensalada de canónigos, zanahoria y cuscús (40 gr), conejo al horno (150 gr) y un yogur 0,0%.

Jueves:

● Desayuno: Un vaso de leche desnatada y 60 gr de pan integral con atún al natural
● Almuerzo: Yogur y una rodaja de piña
● Comida: Pisto de verduras con orégano, lenguado (200 gr) al paillote,60 gr de pan integral, una cucharada de aceite y media taza de uvas
● Merienda: 100 cc bebida de soja y un higo
● Cena: Berenjenas rellenas de verduras y pollo en trocitos (150 gr), una cucharada de aceite, 4 biscotes y una mandarina

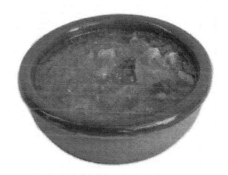

Viernes:

● Desayuno: Un vaso de bebida de soja y 60 gr de pan integral con mermelada light
● Almuerzo: 2 mandarinas
● Comida: Coliflor con patata mediana, salmón a la plancha (150 gr), una cucharada de aceite, kéfir desnatado
● Merienda: Una manzana
● Cena: Gazpacho, tortilla de calabacín (2 claras y una yema), 60 gr de pan integral y un yogur desnatado

Sábado:

● Desayuno: Batido de leche desnatada (200 cc) con un plátano y 20 gr de avena
● Almuerzo: Media taza de frambuesas

- Comida: Ensalada agridulce de naranja, pasta (40 gr) y salsa de soja, filete (150 gr) a la plancha, una cucharada de aceite y un kiwi
- Merienda: 2 yogures 0,0% y una rodaja de piña
- Cena: Arroz (40 gr) caldoso con sepia (150 gr) y verduras, una cucharada de aceite y una mandarina

Domingo:

- Desayuno: Un vaso de leche desnatada con 50 gr de cereales (menos del 8% de azúcar)
- Almuerzo: Una pera
- Comida: Espinacas con garbanzos (100 gr) y piñones, una cucharada de aceite y una mandarina
- Merienda: Café con leche desnatada (100 cc) y media taza de arándanos
- Cena: Patata mediana, chicharro (150 gr) y puerro al horno con tomate y cebolla, una cucharada de aceite y un yogur 0,0%

9.- Ganar músculo. Guía y dietas

Aumentar masa muscular no es nada fácil. Por un lado, el entrenamiento ha de ser el adecuado para el objetivo de hipertrofia. No vale cualquier rutina de pesas. Por otro lado la nutrición es fundamental. De nada sirve realizar unos entrenamientos estupendos si no van acompañados de una nutrición adecuada al objetivo. Si no se aprovechan las señales anabólicas generadas por el entrenamiento, no ganarás músculo.

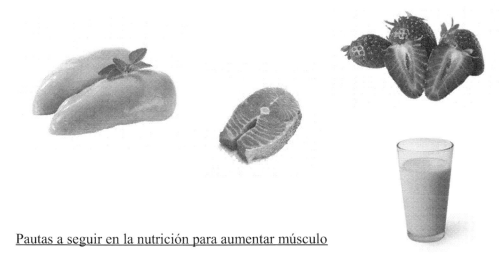

Pautas a seguir en la nutrición para aumentar músculo

Ingesta calórica:

La fórmula es sencilla, debes consumir más calorías que las que gastas al día. Es decir, provocar un superávit calórico. Para fomentar la síntesis proteíca y el aumento de masa muscular está demostrado que se deben consumir entre unas 400 y 500 kcal extras al día. Diversos estudios han establecido que para ganar 0,5 kg de masa muscular a la semana, hay que añadir unas 300 – 500 kcal diarias a las necesidades ordinarias.

Hidratación:

Una gran parte del músculo está formado por agua. En fase de aumento de volumen muscular cobra más importancia el beber agua. Esto además te hará mantener las funciones fisiológicas cardiovasculares, musculares y metabólicas.

Ingesta de hidratos de carbono:

Se debe consumir una gran cantidad de hidratos de carbono que aseguren una buena reserva de glucógeno que te va a permitir no sólo entrenar al máximo sino favorecer un ambiente hormonal anabólico. Se estima que en fase de aumento de músculo se deben ingerir unos 5-7 gramos de carbohidratos por kilo de peso.

Ingesta de proteínas:

Para conseguir la hipertrofia es fundamental que la tasa de síntesis de proteínas musculares sea mayor que la tasa de degradación proteíca. Se trata de favorecer un equilibrio proteico y evitar por tanto el catabolismo proteico. Los entrenamientos intensos para aumentar músculo tienen la ventaja que al producir un gran desgaste muscular, éste necesita recomponerse en la fase de descanso, y es en las siguientes 24 horas al entrenamiento donde se activan las rutas anabólicas, rutas que bien aprovechadas con una adecuada nutrición y alta ingesta de proteínas al reparar las fibras musculares desgastadas en el entrenamiento hará crecer tu músculo. Pero si no se aprovecha bien esta oportunidad, ocurrirá lo contrario, perderás musculatura.

La cantidad recomendada diaria de proteínas para construcción muscular es entre 1,8 y 2 gramos por kilo de peso. Más de esta cantidad no producirá beneficio alguno pero sí podrá traer algún que otro problema para tu salud. Es importante repartir esa ingesta de proteína a lo largo de todo el día, por ejemplo, tomando unos 20-25 gramos de proteína en cada comida. Además, si consigues realizar unas 6-8 tomas de ingesta de proteínas al día, mejor, cuanto más repartas la cantidad total diaria mejor, ya que las señales anabólicas están activas todo el día, y además así aseguras unos niveles de aminoácidos elevados en sangre a lo largo de todo el día que estimulen al máximo la tasa de síntesis de proteína muscular.

Es bastante recomendable hacer una ingesta de proteínas y aminoácidos (especialmente leucina) en las horas que rodean al entrenamiento, ya que con ello favorecemos el ambiente anabólico atenuando el desgaste muscular. También es aconsejable hacer una ingesta de proteínas un rato antes de irse a dormir para conseguir que los procesos anabólicos se mantengan activos durante el sueño.

Dieta saludable:

El que tengas que consumir unas calorías extras no significa que puedas comer todo lo que te apetezca y en cantidades desorbitadas.

Debes realizar esos aportes extras de calorías basándote en una dieta saludable: legumbres, verduras, frutas, huevos, pescados, carnes, cereales integrales, frutos secos, etc...

Grasas saludables:

La hipertrofia necesita la segregación de hormonas como la testosterona en los hombres o la progesterona en la mujer, o la hormona del crecimiento. Para asegurar la segregación de estas hormonas es necesaria la ingesta de grasas saludables, como el omega 3, en una cantidad no inferior a un gramo por kilo de peso. Así que incluye en tu dieta alimentos como el aguacate o el aceite de oliva virgen extra.

Suplementos:

En ocasiones resulta difícil llegar a las cantidades diarias de proteína requeridas para ganancia muscular. En estos casos, siempre que la dieta sea la adecuada, podemos buscar "ayuda" en la suplementación deportiva, vía proteína whey o caseína. En ningún caso debes sustituir una comida por los suplementos. Éstos son ideales para tomar como complemento a una merienda, a un segundo desayuno a media mañana, a la ingesta después del entrenamiento o a la pequeña ingesta el rato antes de irse a dormir.

La proteína whey se asimila muy rápidamente. Eleva de forma rápida los niveles de aminoácidos en sangre, mientras que la caseína es absorbida más lentamente, produciendo la elevación de forma más lenta, pero más sostenida en el tiempo. Para antes o después del entrenamiento es más indicado tomar proteína de whey, mientras que la caseína es una buena opción para antes de ir a dormir.

Errores a evitar

Saltarte comidas:

En fase de aumento de masa muscular es ideal hacer entre 5 y 7 comidas al día, ya que los músculos necesitan energía para repararse (que es lo que los hace crecer, la reparación tras el desgaste sufrido en el entrenamiento) durante todo el día.

No hacerlo te puede provocar entrar en pequeñas fases de catabolismo que impidan el desarrollo muscular. Además, el reparto amplio de las cantidades diarias requeridas de proteína mejora el balance proteico.

Pensar que puedes comer lo que quieras:

Es clásica y está muy extendida la creencia de que en fase de aumento del músculo puedes comer lo que quieras y en las cantidades que quieras. Ello lleva a muchas personas a abusar de alimentos ricos en grasas saturadas y azúcares. Esto solo va a provocar que aumentes de peso por ganancia de grasa corporal, no de músculo. Es cierto que debes tomar 1 gramo de grasa por cada kilo de peso corporal, pero han de ser grasas monoinsaturadas (aceite de oliva, aguacate, frutos secos) y poliinsaturadas (pescado azul, nueces, semillas).

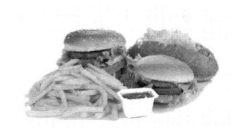

Comer solo proteína:

Sí, la ingesta de proteína es básica para aumentar musculatura, pero no debes cometer el error de centrarte solo en la proteína. Debes consumir hidratos de carbono ya que favorecen la recuperación del músculo, disminuyen la respuesta inflamatoria y crean un estado anabólico que estimulan la síntesis de nuevo tejido.

Usar la suplementación como comida:

Ya lo hemos dicho, su propio nombre lo indica: la suplementación es un complemento que ayuda a la dieta sana y equilibrada, pero en ningún caso puede sustituirla. Tomarte un buen filete con un par de huevos cocidos y una patata asada en una comida es mucho mejor que basar esa comida en un batido. Deja el batido para la merienda.

Dejar de lado los minerales y vitaminas:

No todo son proteínas, hidratos de carbono y grasas saludables. Vigila tu dieta porque si por ejemplo si no tomas frutas, verduras y legumbres vas a provocar un déficit de vitaminas y minerales difícil de asumir para tu cuerpo y los requerimientos que necesita tras someterlo a unos entrenamientos intensos que buscan ese cambio físico que deseas.

Plan de nutrición para ganancia muscular

Exponemos a continuación un plan de alimentación de 2.800 cal. Está orientado para personas que al menos realicen 4 sesiones de musculación a la semana, con cargas por encima del 60% de su peso máximo para una sola repetición.

SEMANA 1

Lunes:

● Desayuno: Té con 2 yogures líquidos semidesnatados, 90 gr de pan con mermelada light y 2 nueces
● Almuerzo: Un plátano y 75 gr de pan con jamón serrrano y tomate natural
● Comida: Estofado de lentejas (75 gr) con zanahoria, puerro, cebolla, lomo de cerdo (150 gr) a la plancha y una pieza de fruta
● Merienda: batido de leche (300 ml) con copos de avena (50 gr) y un puñado de frambuesas
● Cena: Ensalada de tomate, pepino y patata (80 gr) con orégano, revuelto (un huevo entero) con gambas (30 gr) y espárragos, tostada de pan (60 gr) con tomate y un yogur natural

Martes:

• Desayuno: Un tazón (300 ml) de bebida de soja con café, 30 gr de copos de avena, 2 tostadas de pan con aceite y tomate al natural
• Almuerzo: Zumo de frutas natural (300 ml) y tostadas de pan (75 gr) con queso fresco y tomate natural
• Comida: Macarrones (60 gr) con champiñones, carne picada de ternera (150 gr), salsa de tomate natural y orégano, y una pieza de fruta
• Merienda: Batido de queso en crema con 50 gr de cereales y una pera
• Cena: Berenjena y calabacín al horno con pimentón dulce, pescadilla (200 gr) con patata hervida (160 gr), 30 gr de pan y un yogur natural

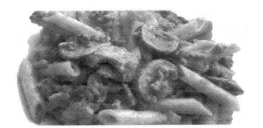 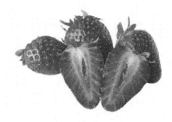

Miércoles:

• Desayuno: Té con dos yogures líquidos semidesnatados, 90 gr de pan con 3 lonchas de pavo y tomate natural y 6 avellanas
• Almuerzo: Una manzana, y un vaso de leche con cereales (50 gr) y canela
• Comida: Puré de acelgas (acelga, zanahoria, 160 gr de patata, aceite y sal), salmón (150 gr) al papillote con manzana, aceite y sal,30 gr de pan y una pieza de fruta
• Merienda: 2 yogures líquidos y 75 gr de pan con plátano y canela
• Cena: Ensalada verde (rúcula,pimiento verde, rábanos y zanahoria), tortilla (2 claras y una yema) con una lata de atún al natural,tostadas (90 gr) con tomate y un yogur natural

Jueves:

• Desayuno: Un tazón (300 ml) de leche semidesnatada con café, 75 gr de cereales de desayuno y 2 nueces
• Almuerzo: 2 mandarinas y 75 gr de pan con atún al natural y tomate
• Comida: Ensalada de tomate y queso fresco con albahaca, guiso de conejo (150 gr) con una patata mediana,zanahoria y guisantes, 30 gr de pan y una pieza de fruta

- Merienda: Una naranja y 75 gr de pan con requesón y orégano
- Cena: Crema de verduras con quinoa hervida (60 gr),sepia (200 gr) al horno (con majado de ajo, limón, perejil y aceite) y un yogur natural

Viernes:

- Desayuno: Un tazón (300 ml) de leche semidesnatada con café,90 gr de pan con jamón serrano, aceite y tomate natural
- Almuerzo: Zumo de frutas natural (250 ml) y 75 gr de pan con jamón dulce y tomate natural
- Comida: Ensalada de garbanzos (75 gr) con espinacas, piñones, y tomate, merluza (200 gr) con cebolla al horno y una pieza de fruta
- Merienda: Batido de leche (300 ml) con copos de avena (50 gr) y un puñado de arándanos
- Cena: Pechuga de pollo al papillote con brócoli, calabaza y arroz integral (60 gr) y una pieza de fruta

Sábado:

- Desayuno: Té con dos yogures líquidos semidesnatados, 90 gr de pan con queso y hojas de espinacas y 6 avellanas
- Almuerzo: 2 mandarinas con un queso batido y cereales (50 gr)
- Comida: Acelga con patata (160 gr) al vapor, bacalao (200 gr) con un guiso de tomate y cebolla,30 gr de pan y una pieza de fruta
- Merienda: Zumo de frutas natural (250 ml) y 75 gr de pan con atún al natural y tomate
- Cena: Ensalada mixta de brotes, tomate, una tarrina de queso burgos, aguacate, nueces, lentejas (75 gr), un huevo duro y maíz dulce, pan y yogur

Domingo:

- Desayuno: Un tazón (300 ml) de bebida de soja con café y 2 nueces, 75 gr de cereales de desayuno
- Almuerzo: Una manzana y 75 gr de pan con tomate natural
- Comida: Ensalada de arroz (60 gr) con canónigos, zanahoria, champiñones con albahaca y vinagre de módena, pechuga de pavo (150 gr) a la plancha con especias y un yogur natural
- Merienda: 2 rodajas de piña y 75 gr de pan con pavo
- Cena: Escalivada, lenguado (200 gr) con patata panadera (160 gr) al horno, 30 gr de pan y una pieza de fruta

SEMANA 2

Lunes:

● Desayuno: Un tazón (300 ml) de bebida de soja con café, 75 gr de cereales de desayuno y 2 nueces
● Almuerzo: Plátano y tostadas de 75 gr de pan con jamón serrano y tomate natural
● Comida: Judías verdes con patata (240 gr), pechuga de pavo (150 gr) a la plancha con pimienta negra y yogur natural
● Merienda: Ciruelas y 75 gr de pan con hummus
● Cena: Ensalada de canónigos, espinacas, pasta integral (60 gr), tomate, zanahoria y pasas, lubina (200 gr) a la plancha con perejil y una pieza de fruta

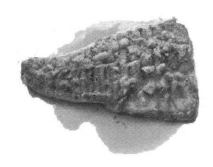

Martes:

● Desayuno: Té con 2 yogures líquidos semidesnatados, 90 gr de pan con jamón dulce, aguacate y tomate natural
● Almuerzo: Mandarinas y 2 yogures con 50 gr de cereales y canela
● Comida: Ensalada de tomate, rúcula, cebolla tierna y alubias blancas (75 gr), atún (150 gr) a la plancha con ajo y perejil y un yogur natural
● Merienda: Zumo de frutas natural (250 ml) y 75 gr de pan con queso fresco y pavo
● Cena: Puré de coliflor, zanahoria y patata (80 gr), huevo revuelto (un huevo y dos claras) con ajos tiernos encima de tostada de pan (60 gr) y un yogur natural

Miércoles:

● Desayuno: Un tazón (300 ml) de leche semidesnatada con café, 75 gr de cereales de desayuno y 6 avellanas
● Almuerzo: Zumo de frutas natural (250 ml) y tostadas de 75 gr de pan con pavo y tomate natural
● Comida: Arroz integral (60 gr) con espinacas y espárragos trigueros y gambas (200 gr) a la plancha, yogur natural
● Merienda: Batido de leche (300 ml) con copos de avena (50 gr) y un puñado de frutas rojas
● Cena: Salteado de brócoli y champiñones con lentejas (75 gr crudo) con tiras de lomo de cerdo (150 gr) con salsa de soja, una pieza de fruta

Jueves:

- Desayuno: Té con dos yogures líquidos semidesnatados, 30 gr de cereales tipo muesli y 6 avellanas
- Almuerzo: Tostada de 75 gr de pan con láminas de manzana, queso fresco y mermelada
- Comida: Ensalada de garbanzos (75 gr) con aguacate y perejil fresco, pollo (150 gr) con tomate al horno y un yogur natural
- Merienda: Piña al natural y 75 gr de pan con atún al natural y tomate
- Cena: Parrillada de verduras con patata (160 gr), bacalao (200 gr) con tomate natural, 30 gr de pan y una pieza de fruta

Viernes:

- Desayuno: Un tazón (300 ml) de bebida de soja con café, 90 gr de pan con queso fresco y albahaca fresca y 6 almendras
- Almuerzo: Zumo de frutas natural (250 ml) con tostadas de 75 gr de pan con jamón dulce y tomate natural
- Comida: Berenjena con tonillo, bistec de ternera (150 gr) a la plancha con guarnición de patata al horno (240 gr) y una pieza de fruta
- Merienda: Batido con queso fresco, un plátano y 50 gr de cereales
- Cena: Sopa de verduras con fideos (2 cucharadas soperas), huevo pasado por agua,30 gr de pan y 2 lonchas de jamón york, yogur natural

Sábado:

- Desayuno: Té con 2 yogures líquidos semidesnatados, 90 gr de pan con jamón serrano y tomate en rodajas de aceite
- Almuerzo: 2 mandarinas y queso batido con 50 gr de cereales
- Comida: Ensalada de patata (240 gr) con pimiento rojo y zanahoria, filete de perca (200 gr) a la plancha y yogur natural
- Merienda: Zumo de frutas natural (250 ml) y 75 gr de pan con aatún al natural y tomate
- Cena: Verduras al wok con revuelto de 2 huevos,tostada de pan (90 gr) con tomate natural y una pieza de fruta

Domingo:

- Desayuno: Un tazón (300 ml) de leche semidesnatada con café,2 nueces y 75 gr de cereales de desayuno
- Almuerzo: 2 yogures líquidos con 75 gr de pan con plátano y canela

- Comida: Pisto, espaguetis (60 gr) con carne picada de pollo (150 gr) y una pieza de fruta
- Merienda: Manzana y 75 gr de pan con requesón con hojas de espinacas
- Cena: Ensalada de tomate y pepino con arroz integral (60 gr), cola de rape (200 gr) al horno con vino blanco y pimienta negra, yogur natural

SEMANA 3

Lunes:

- Desayuno: Un tazón (300 ml) de bebida de soja con café, 90 gr de pan con queso fresco, aguacate y orégano
- Almuerzo: Un vaso de leche (300 ml) con 50 gr de copos de avena y canela
- Comida: Ensalada de marisco, brotes de lechuga, mejillones (150 gr), maíz dulce, patata (240 gr), zanahoria y cebolla, yogur natural
- Merienda: Plátano y tostadas de 75 gr de pan con jamón serrano y tomate natural
- Cena: Berenjena rellena de carne picada de pollo (150 gr) y verduras, tostada de pan (90 gr) con tomate y una pieza de fruta

Martes:

- Desayuno: Té con 2 yogures líquidos semidesnatados, 30 gr de cereales tipo copos de avena, 2 tostadas de pan, tomate en rodajas y hojas de rúcula
- Almuerzo: 75 gr de pan con pavo y kiwi troceado
- Comida: Acelgas con pimiento asado y alubias blancas (75 gr), conejo (150 gr) al horno con ajo y perejil y una pieza de fruta
- Merienda: Batido de leche (300 ml) con copos de avena (50 gr) y kiwi
- Cena: Sopa de verduras con quinoa (60 gr), halibut (200 gr) a la plancha al limón y yogur natural

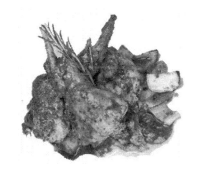

Miércoles:

- Desayuno: Un tazón (300 ml) de leche semidesnatada con café, 75 gr de cereales
- Almuerzo: Tostadas de 75 gr de pan con plátano y crema de cacahuete
- Comida: Salmón (150 gr) al papillote con varias verduras (calabacín, cebolla, berenjena...) con patata hervida (240 gr) y una pieza de fruta

- Merienda: Zumo de frutas natural (250 ml) y 75 gr de pan con requesón y orégano
- Cena: Ensalada mixta (brotes, tomate, pepino...) con un huevo duro y queso fresco (100 gr) con albahaca fresca y semillas de girasol, pan tostado (90 gr) con tomate y yogur natural

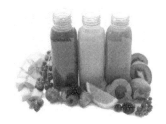

Jueves:

- Desayuno: Té con 2 yogures líquidos semidesnatados, 90 gr de pan con jamón serrano y 2 nueces
- Almuerzo: Zumo de frutas natural (250 ml) con tostadas de pan (75 gr) con jamón dulce y tomate natural
- Comida: Wok de verduras con tiras de ternera (150 gr) y arroz integral (60 gr) con salsa de soja, y una pieza de fruta
- Merienda: Queso batido con 50 gr de cereales y frambuesas
- Cena: Ensalada de garbanzos (75 gr) con canónigos, zanahoria, remolacha y espárragos blancos, gallo (200 gr) al papillote y yogur natural

Viernes:

- Desayuno: Un tazón (300 ml) de bebida de soja con café, 90 gr de pan con huevo duro y tomate natural y orégano
- Almuerzo: Un vaso de leche con 50 gr de cereales con 6 almendras
- Comida: Ensalada de espinacas, pasas, rábanos y tiras de zanahorias y pan tostado (30 gr), merluza (200 gr) en salsa verde con patata (160 gr), yogur natural
- Merienda: 75 gr de pan con jamón serrano y tomate natural, mandarinas
- Cena: Ensalada de pasta (60 gr), hojas frescas con espárragos, remolacha, una lata de atún, 3 palitos de cangrejo, cebolla y pepino,dos biscotes con pavo y una pieza de fruta

Sábado:

- Desayuno: Té con 2 yogures líquidos semidesnatados, 75 gr de cereales de desayuno
- Almuerzo: Mandarinas y 75 gr de pan con queso de untar y tomate rallado
- Comida: Hortalizas en su jugo con lentejas (75 gr) con tiras de pavo (150 gr) y una pieza de fruta
- Merienda: Zumo de frutas natural (250 ml) y 75 gr de pan y 2 lonchas de jamón dulce
- Cena: Crema de calabaza con pan tostado (60 gr), tortilla (1 huevo y 2 claras) de cebolla y calabacín, 30 gr de pan con tomate y un yogur natural

Domingo:

● Desayuno: Un tazón (300 ml) de leche semidesnatada con café, 2 nueces y 90 gr de pan con tomate natural y salmón ahumado
● Almuerzo: Zumo de frutas natural (250 ml) y 75 gr de pan, tomate natural y lonchas de pavo
● Comida: Guiso de calamar (200 gr) con verduras y patata (160 gr), pan 30 gr y yogur natural
● Merienda: Batido de leche (300 ml) con cereales (50 gr) y manzana
● Cena: Salteado champiñones, pimiento verde y cebolla con tiras de pollo (150 gr) y arroz integral (60 gr) y una pieza de fruta

SEMANA 4

Lunes:

● Desayuno: Té con 2 yogures líquidos semidesnatados, 30 gr de cereales tipo copos de avenas, 2 tostadas de pan con mermelada
● Almuerzo: Plátano y 75 gr de pan con jamón dulce y tomate natural
● Comida: Pisto con alubias rojas (75 gr), emperador (150 gr) a la plancha y una pieza de fruta
● Merienda: Batido de leche (300 ml) con copos de avena (50 gr) y pera
● Cena: Ensalada variada con quinoa hervida (60 gr), 2 huevos rellenos con pisto y atún y yogur natural

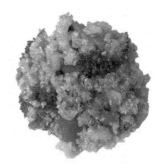

Martes:

● Desayuno: Un tazón (300 ml) de bebida de soja con café, 90 gr de pan con salmón ahumado
● Almuerzo: Queso batido con 50 gr de cereales , manzana troceada y canela
● Comida: Ensalada de espinacas con aguacate y zanahoria y pasta hervida (60 gr), muslitos de pavo (150 gr) al horno con manzana, yogur natural
● Merienda: Mandarinas y 75 gr de pan con jamón serrano y tomate natural
● Cena: Calabacín, berenjena y patata panadera (240 gr) al horno, lubina (200 gr) en salsa verde y una pieza de fruta

Miércoles:

● Desayuno: Té con 2 yogures líquidos semidesnatados, 90 gr de pan con queso batido y nueces troceadas
● Almuerzo: Zumo de frutas natural (250 ml) y 75 gr de pan con pavo
● Comida: Ensalada de canónigos, tomate y lentejas (75 gr) y semillas de girasol, merluza (200 gr) en salsa verde y yogur natural
● Merienda: kiwi y un vaso de leche con 50 gr de cereales
● Cena: Guisantes salteados con jamón, tortilla de patata (240 gr) con cebolla (1 huevo y 2 claras) y una pieza de fruta

Jueves:

● Desayuno: Un tazón (300 ml) de leche semidesnatada con café, 75 gr de cereales de desayuno con 6 almendras troceadas
● Almuerzo: Zumo de frutas natural (250 ml) y 75 gr de pan con queso fresco y hojas de espinacas
● Comida: Arroz 3 delicias (60 gr), brocheta de gambas (200 gr) a la plancha con laurel y limón y una pieza de fruta
● Merienda: 2 yogures líquidos con 75 gr de pan con atún al natural
● Cena: Ensalada griega, pechuga de pavo (150 gr) al papillote y yogur natural

Viernes:

● Desayuno: Un tazón (300 ml) de bebida de soja con café, 90 gr de pan con aguacate , huevo duro y orégano
● Almuerzo: Zumo de frutas natural (250 ml) y 75 gr de pan con jamón dulce y tomate natural
● Comida: Ensalada de pasta (60 gr) con tomate, rábanos y hojas de espinaca,muslos de pollo (150 gr) al horno con cebolla y yogur natural
● Merienda: Batido de leche (300 ml) con 50 gr de copos de avena y frutas rojas
● Cena: Patata (240 gr) asada rellena de verdura, tortilla (2 huevos) a las finas hierbas y una pieza de fruta

Sábado:

● Desayuno: Té con 2 yogures líquidos semidesnatados, 90 gr de pan con plátano y crema de avellanas
● Almuerzo: /5 gr de pan con queso fresco y mermelada de fruta
● Comida: Brócoli con calabaza y patata (240 gr) hervido, bistec de ternera (150 gr) a la plancha y yogur natural

- Merienda: Manzana y 75 gr de pan con jamón serrano y tomate troceado
- Cena: Sopa de garbanzos (60 gr), dorada (200 gr) a la plancha con escalibada y una pieza de fruta

Domingo:

- Desayuno: Un tazón (300 ml) de leche semidesnatada con café, 2 nueces, 75 gr de cereales de desayuno
- Almuerzo: 75 gr de pan con hojas de rúcula, pavo y tomate
- Comida: Ensalada variada, marmitako (150 gr de atún y 240 gr de patata), yogur natural
- Merienda: 75 gr de pan con aguacate, jamón dulce y kiwi troceado
- Cena: Alcachofa con patata (240 gr) al horno, pechuga de pollo con pimienta negra a la plancha y una pieza de fruta

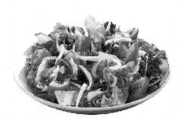 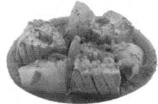 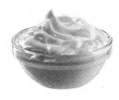

10.- Suplementación deportiva

Los suplementos para deportistas, especialmente para aquellos que levantan pesas, son amplios y variados. Sobre su uso hay cientos de mitos y falsas creencias. El objetivo principal de los suplementos es la mejora del rendimiento o una pequeña ayuda a conseguir objetivos tales como el aumento de volumen muscular. ¿Realmente funcionan? Depende. Como ayuda a la mejora del rendimiento sí funcionan. Como ayuda a la ganancia muscular, depende. Desde luego, si no tienes una nutrición adecuada, olvídate de cualquier efecto de los suplementos. La nutrición es el 60-70% del resultado final de tus objetivos deportivos: ganancia muscular, mejora de plusmarcas individuales, etc... Hay muchos suplementos. Vamos a ver una selección de los que realmente pueden llegar a funcionar, siempre y cuando estés realizando un buen plan de entrenamientos.

Creatina

La creatina es un derivado de aminoácidos que se encuentra de forma natural en grandes cantidades en el músculo esquelético. La suplementación con creatina permite aumentar las reservas musculares de creatina en un 20%. Este aumento permite mejorar el rendimiento en actividades físicas que requieren esfuerzos cortos de alta intensidad como el levantamiento de pesas. Se favorece la resíntesis de ATP eficiencia metabólica durante ejercicios de alta intensidad y consecuentemente se obtiene un mayor rendimiento.

Se ha demostrado que la ingestión de creatina (5 gramos) con glucosa (100 gramos) aumenta la concentración de insulina, promoviendo el incremento de la utilización de creatina por el músculo, así como la síntesis de glucógeno, por lo que es mejor tomarla con una bebida glucosada.

La creatina es el suplemento rey entre los amantes de las pesas. Ello obedece a varias razones:

1. Se ha demostrado que la creatina aumenta el contenido de glucógeno, lo que significa aumentar el tiempo de entrenamiento sin que aparezca la fatiga. Podemos hacer entrenamientos más intensos y más largos con menor inflamación.

2. La creatina es efectiva para el incremento de la fuerza.

3. Ayuda a la hipertrofia muscular: el ejercicio de alta intensidad junto a la toma de creatina como suplemento, permite acrecentar el volumen del músculo a mayor velocidad, ya que también acelera y aumenta la síntesis proteíca. Esto es una ventaja para el inicio y el crecimiento de la hipertrofia muscular.

4. Modifica la expresión de los genes: se ha comprobado que el consumo de creatina unido al ejercicio de alta intensidad reduce o llega a eliminar los efectos de la miostina, proteína enemiga del músculo. Además, el cáncer induce la secreción de miostina...

¿Cómo tomar creatina?

A día de hoy se ha demostrado que ya no es necesario realizar una carga directa de creatina. Directamente cuando se empieza a tomar creatina se debe empezar por las cantidades de consumo habitual, de 3 a 10 gramos por día. Lo ideal es repartir las dosis, por ejemplo, antes y después del entrenamiento de pesas.

No debes tomar siempre creatina. Una vez alcances unos objetivos, deja de tomarla un tiempo sin miedo, ya que no verás reducida la tonificación de tus músculos, ni el aumento de la fatiga, etc...

Proteína de whey:

La proteína whey procede del suero de leche, la mejor opción. Es la proteína con el valor biológico más elevado que hasta el momento hay. Cuanto mayor valor biológico mayor cantidad de aminoácidos esenciales. La proteína de whey tiene un valor de 110, por los 93 de la leche y huevos, o el 76 de la carne de vaca. La proteína de whey además es fácil de asimilar y es baja en grasas.

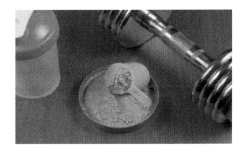

Tiene una excelente calidad y es de rápida y fácil asimilación. Un momento ideal para tomarla es justo después de entrenar (en los primeros 30 minutos), un momento donde nuestro organismo asimila de forma muy eficiente los nutrientes. Cada toma suele contener unos 22-27 gramos de proteína.

Has de tener en cuenta dos cosas importantes:

1. El organismo necesita una cantidad de proteína al día y no puede guardar las proteínas sobrantes en forma de proteínas. Ingerir cantidades superiores produce una desaminación de los aminoácidos (se transforman en glucosa) y como consecuencia, se produce urea y deshidratación, además de una sobrecarga hepática y renal. Por tanto no creas que a más proteína más músculo: sí pero con el límite de nuestras necesidades (1,8 - 2 gramos por kilo de peso).

2. Bcaa´s: aminoácidos ramificados. Hay tres aminoácidos esenciales, valina, leucina e isoleucina, que vienen a formar los ladrillos para restaurar la masa muscular catabolizada durante ejercicios de fuerza o deporte prolongado. Desde el punto de vista del rendimiento deportivo tienen la función de ser anticatabólicos. Los días que hagas pesas es conveniente tomar la cantidad recomendada media hora antes de empezar el entrenamiento, y o bien al terminar o bien antes de dormir, ya que es durante las horas de sueño cuando el organismo realiza sus procesos anabólicos. Por ello, busca aislados de proteína de whey que contengan buenas cantidades de estos aminoácidos esenciales.

Glutamina:

La glutamina es el aminoácido más abundante en el cuerpo. Es esencial. El intestino, los riñones y las células del sistema inmune la utilizan como fuente de energía. Durante el ejercicio intenso y prolongado los niveles de glutamina en sangre descienden.

Hay estudios que afirman que la suplementación con glutamina reduce la incidencia de infecciones, al mejorar la función de las células inmunes. La glutamina parece que reduce la permeabilidad intestinal inducida por el ejercicio. Protege del desgaste muscular ocasionado por el entrenamiento intenso como el levantamiento de pesas, pero ojo, no hay ninguna evidencia que la glutamina ayude al crecimiento muscular.

Hay estudios que afirman que ayuda a la recuperación, además de evitar caídas del sistema inmune. En fases de entrenamiento el sistema inmunológico se ve afectado. A veces la síntesis endógena no es suficiente presentándose casos de catabolismo, disminución de la capacidad de recuperación, enfermedad, etc. Se trata de un aminoácido con una importante función anticatabólica. Previene la pérdida de masa muscular y favorece la síntesis proteica. La glutamina constituye el combustible preferente de las células del sistema inmune, los linfocitos y macrófagos.

La dosis recomendada es de 0,1-0,3 gramos por kilo de peso al día. Has de saber que tienes que dividir la dosis si te complementas con más de 10 gramos de glutamina al día. En lugar de tomar 10 gramos a la vez deberás tomar dos dosis de 5 gramos.

BCAAS

Son aminoácidos esenciales, no son sintetizados por el cuerpo y por lo tanto deben ser aportados a través de la dieta. Son tres: vaulina, leucina e isoleucina.

A diferencia de otros aminoácidos que se sintetizan en el hígado, los BCAAS se sintetizan en el músculo.

Los BCAAS disminuyen la destrucción de proteínas musculares que se produce durante el ejercicio físico. Activan enzimas que regulan los procesos de síntesis de proteínas, es decir, tienen efecto anabólico.

Se pueden ingerir dosis elevadas (de hasta 30 gramos) aunque esto podría provocar una bajada en el rendimiento debido al aumento de la producción de amoniaco por el músculo. Lo ideal es tomar dosis de 5-6 gramos antes y después del entrenamiento. Antes comprueba si tomas proteína whey los gramos de BCAAS que incluye cada toma.

HMB

HMB son las siglas de ß-hidroxi-ß metilbutirato, un compuesto natural que se produce durante el metabolismo del aminoácido leucina (uno de los aminoácidos de cadena ramificada BCAA´s). Es el metabolito de la leucina, integrante de los BCAA (aminoácidos ramificados). Se ha demostrado que estimulan la síntesis de proteínas.

Durante un entrenamiento intenso, los beneficios de recuperación se mejoran con la adición de HMB y un carbohidrato de liberación lenta. Provoca reducciones en los marcadores de daño muscular y mejor rendimiento atlético.

Los músculos dañados por un entrenamiento intenso podrían no ser capaces de producir todos los componentes clave para el crecimiento por sí solos, el HMB es una forma óptima de complementar ese crecimiento.

Se consume en cantidades de 3 gramos al día. Finalmente, es de destacar que la ciencia parece respaldar el consumo de HMB para acelerar nuestra recuperación y ganar masa muscular.

Caseína

La caseína es la proteína más abundante de la leche (80% de las proteínas totales). Su digestión es más lenta y sus aminoácidos son liberados de forma prolongada. Cuando se consume la caseína sin desnaturalizar la concentración de aminoácidos llega a mantenerse elevada durante unas 7 horas.

Debido a su proceso más lento de digestión y absorción la caseína posee una capacidad limitada para estimular la síntesis proteica. Sin embargo, sí es capaz de combatir la destrucción muscular o el catabolismo que ocurre en los momentos que siguen a un entrenamiento intenso u otras situaciones catabólicas.

La caseína suele ser considerada como la proteína anticatabólica y es utilizada para periodos de ayuno como entre ingestas o durante el descanso nocturno. La capacidad anticatabólica de las caseínas y caseinatos pueden ser utilizadas para reducir la pérdida de masa muscular durante los periodos de restricción calórica. Además al ser proteínas de digestión lenta poseen un efecto saciante que puede ser utilizado para controlar la ingesta en periodos de dieta o definición.

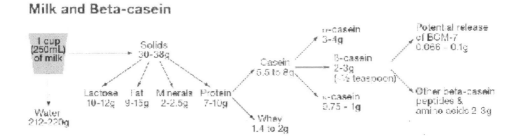

Made in the USA
Columbia, SC
16 July 2024